Markus Treichler
Das Therapieangebot in der Anthroposophischen Medizin

Liebe Leserin, lieber Leser,

gerne informieren wir Sie regelmäßig über unser Verlagsprogramm.
Wenn Sie das wünschen, schicken Sie bitte diese Karte ausgefüllt an uns zurück!

Anschrift nicht vergessen!

Vorname/Name oder Institution

Straße, Nr.

PLZ/Wohnort

Bitte freimachen

Postkarte

Verlag
Johannes M. Mayer & Co. GmbH
Rankestraße 26
70619 Stuttgart

Markus Treichler

Das Therapieangebot in der Anthroposophischen Medizin

Menschengemäß aus Tradition und Innovation

MAYER

Markus Treichler, geboren 1947, Studium der Theaterwissenschaften, Philosophie, Psychologie und Medizin. Nach dem medizinischen Staatsexamen klinische Tätigkeit in Neurologie, Psychiatrie, Innere Medizin und Psychosomatik. Intensives Studium der Erweiterung von Psychologie und Medizin durch Anthroposophie. Seit 1987 leitender Arzt der Abteilung für Psychosomatische Medizin, Kunsttherapien und Heileurhythmie an der Filderklinik bei Stuttgart. Ausgedehnte Lehr- und Vortragstätigkeit. Zahlreiche Veröffentlichungen, darunter Sprechsunde Psychotherapie 1993; Mensch – Kunst – Therapie 1996, Neue Zeiten – Neue Leiden 1998; als Herausgeber Biographie und Krankheit 1995; den Sinn des Todes fassen 1996.

Die Deutsche Bibliothek - CIP-Einheitsaufnahme

Treichler, Markus:
Das Therapieangebot in der anthroposophischen Medizin : menschengemäß aus Tradition und Innovation / Markus Treichler. – Stuttgart ; Berlin : Mayer, 1998
ISBN 3-932386-18-3

ISBN 3-932386-18-3

Umschlag: Bruno Schachtner, Dachau
Satz und Druck: Wagner, Nördlingen

Inhalt

Geleitwort 7
Jürgen Schürholz

Vorbemerkung 9

Gesundheit und Krankheit 13

Reparatur oder Heilung? 24

Heilbedarf heute 30

Zusammenfassung der
Wirksamkeit der anthroposophischen Therapien 42

Pflege für Leib und Seele 44

Äußere Anwendungen 44

Arzneimittel aus der Natur 52

Natur- und Menschenerkenntnis als Grundlage 52

Zur Arzneimittelfindung
in der anthroposophischen Medizin 58

Zur Heilmittelherstellung 71

Die Sonderstellung des Potenzierens 73

Heilmittel aus der Kultur 76

Die anthroposophischen
Kunsttherapien und die Heileurythmie 76

Die Kunsttherapien im einzelnen 82
Plastisch-therapeutisches Gestalten 82
Maltherapie 83
Musiktherapie 85
Therapeutische Sprachgestaltung 87
Heileurythmie 90
Zusammenfassung 94
Verstehen und Helfen für Geist und Seele 96
Biographische Anamnese/Psychotherapie 96
Biographie und Krankheit 102
Anhang 109
Anmerkungen 109
Literatur 114
Adressenverzeichnis 117

Geleitwort

Bei der Neuordnung des Arzneimittelrechts ging der Gesetzgeber 1976 von der Tatsache aus, daß es in Deutschland mindestens seit dem 18. Jahrhundert mehrere medizinische Schulen mit unterschiedlichen Auffassungen von Gesundheit und Krankheit des Menschen gibt, in denen unterschiedliche theoretische Denkansätze und wissenschaftliche Methoden sowie eigene Therapiekonzepte entwickelt wurden.

Aus der Akzeptanz dieser Pluralität medizinisch-wissenschaftlicher Lehrmeinungen wurden die anthroposophische Medizin, die Homöopathie und die Phytotherapie unter dem Begriff »Besondere Therapierichtungen« damals in das Arzneimittelgesetz und 1989 in das Sozialgesetzbuch V aufgenommen.

In den vergangenen Jahrzehnten haben immer mehr Menschen zunehmend von den therapeutischen Angeboten dieser Therapierichtungen Gebrauch gemacht.

Dennoch ist das allgemeine Wissen um die Unterschiede dieser Lehrgebäude und Behandlungsmethoden noch ungenau geblieben, insbesondere auch in ihrem Verhältnis zur sogenannten Schulmedizin, die mit ihren begründeten Methoden und Therapiemöglichkeiten für viele Krankheitszustände unverzichtbar ist und bleibt. Dennoch fehlen ihr theoretische Ansätze und Methoden die sich am »Phänomen Mensch« als Leib-Seele-Geist-Einheit orientieren und die dem Individuum methodisch mit seinen Entwicklungsmöglichkeiten insbesondere in der Krisensituation von Krankheit gerecht werden können.

So kommt diese Schrift dem Informationsbedarf all der Menschen entgegen, die sich aus diesen aktuellen Fragestellungen über die therapeutischen Möglichkeiten der anthroposophischen Medizin aus erster Hand informieren möchten.

Mit der vorliegenden Schrift gibt Markus Treichler dem Leser die Möglichkeit, das Therapieangebot der anthroposophischen Medizin mit den Arzneimitteln aus der Natur und Heilmitteln aus der Kultur in seiner Systematik kennen und verstehen zu lernen. Seine Arbeit ergänzt auf vortreffliche Weise das Bemühen um die Anerkennung ihrer Heilmittel, dem auch die Erprobungsregelung, die zwischen der Innungskrankenkasse Hamburg und der Gesellschaft Anthroposophischer Ärzte in Deutschland vereinbart wurde, dient.

Ich wünsche diesem Büchlein eine weite Verbreitung!

Im April 1998

Dr. med. Jürgen Schürholz
Vorsitzender der
Gesellschaft Anthroposophischer
Ärzte in Deutschland

Vorbemerkung

Die Wissenschaft ist in ständiger Entwicklung. Sie sucht nach immer neuen Erkenntnissen und Anwendungsmöglichkeiten ihres Wissens. Auch die Kunst ist auf dem Weg zu neuen Ideen, Formen und Ausdrucksmöglichkeiten.

Medizin umfaßt beides: Kunst und Wissenschaft. Stillstand ist ihr fremd; Weiterentwicklung in Diagnostik und Therapie, in Erkenntnis und Verständnis der Krankheiten und in Ideen und den Wegen zu Linderung, Heilung und Gesundheit sind ihr ständiges Bemühen.

So ist die Darstellung des Therapieangebotes der anthroposophischen Medizin 1998 eine andere, als sie 1988 hätte ausfallen müssen – und vor allem als sie es in weiteren zehn Jahren, im Jahr 2008, sein wird. Hier soll der gegenwärtige, in Entwicklung begriffene Stand des anthroposophisch-medizinischen Therapieangebots betrachtet werden. Neue Erkenntnisse, therapeutische Ideen, Entwicklung von Arzneien und Heilmitteln und weitere Anwendungsmöglichkeiten, um die Krankheiten des Menschen noch besser behandeln zu können, sind Aufgabe, Ziel und Bemühung in der anthroposophischen Medizin wie der Medizin überhaupt.

Es wird also nicht bei den in diesem Buch dargestellten Therapieangeboten bleiben – wir entwickeln die therapeutischen Angebote weiter, um unseren Patienten immer mehr und immer besser helfen zu können.

Ich danke Kollegen und Therapeutinnen der Filderklinik für die kritische Durchsicht des Manuskripts.

Im April 1998 — Markus Treichler

Nicht um eine Opposition gegen die mit
den anerkannten wissenschaftlichen
Methoden der Gegenwart arbeitende
Medizin handelt es sich. Diese wird von
uns in ihren Prinzipien voll anerkannt.
Und wir haben die Meinung, daß das
von uns gegebene nur derjenige in der
ärztlichen Kunst verwenden soll,
der im Sinne dieser Prinzipien
vollgültig Arzt sein kann.[1]

RUDOLF STEINER
ITA WEGMAN

Gesundheit und Krankheit

Gesundheit ist zweifellos erstrebenswert. Sie ist ein hohes und wichtiges Gut für den Menschen wie für die Gesellschaft. Viel Aufwand an Wissen und Können, an Innovation und Kreativität, an Arbeitskraft und Geld wird im Dienst an der Gesundheit aufgewendet. Viele Erfolge und Verbesserungen verzeichnete die Medizin, oft mit enormem Aufwand und gelegentlich mit spektakulären Ergebnissen.

So stellt sich die Frage: Gibt es dadurch auch mehr Gesundheit, mehr gesunde Menschen? Im linken Treppenaufgang des Deutschen Hygienemuseums in Dresden ist in einem farbigen Fenster folgendes Zitat von Goethe zu lesen:

»Was ist das höchste Gut auf Erden?
Gesund sein – Nein: Gesund zu werden.«

Ist es nur ein Wortspiel um des Reimes Willen? Oder steckt etwas dahinter?

Solange ein Mensch gesund ist, denkt er gewöhnlich nicht daran, was das für ihn bedeutet. Er lebt, arbeitet, genießt; er tut, was zu tun ist, und gönnt sich – vielleicht – hie und da Erholung. Kurz: Er lebt und handelt, erlebt und verhält sich aus seinem »gesunden Zustand« heraus, ohne diesen besonders zu reflektieren; er nützt es einfach aus, gesund zu sein. Das kann plötzlich anders werden. Wenn wir krank geworden sind, beginnt das Suchen und Fragen nach dem Woher und Warum, und es stellt sich die Sehnsucht nach der Gesundheit ein. Jetzt bekommt sie ihren vorrangigen Stellenwert. Sobald wir sie vermissen, erinnern wir uns ihres Wertes und ihrer Bedeutung für uns, und es wird zum höchsten Ziel, wieder gesund zu werden. Verständlich.

Um dieses Ziel zu erreichen, gibt es die Medizin, gibt es Ärzte, Therapeuten, Heilpraktiker und viele sogenannte Heilhilfsberufe (Medizinalassistenzberufe). Sie alle haben sich – je nach den erlernten Möglichkeiten und in bestimmten Grenzen – zum Ziel gesetzt, kranke Menschen zu behandeln.

Krankheiten zu diagnostizieren und differenzieren, zu klassifizieren und korrigieren, ist das Thema der Medizin. Ärzte und Therapeuten behandeln sie oder besser gesagt: Sie behandeln kranke Menschen. Entsprechend kennen sie sich mit Krankheiten, ihren Zeichen und Symptomen, ihren Komplikationen und Problemen, Prognosen und Heilungschancen aus.

Mit der Gesundheit macht die Medizin nicht so viel Aufwand. Gesundheit ist die Abwesenheit von Krankheit. Der Gesunde bedarf des Arztes und der Medizin nicht. Er kommt nicht in die ärztliche Sprechstunde. Nur wer sich einen Knochen gebrochen oder Schmerzen hat, wer sich krank und elend fühlt, wer leidet – der geht zum Arzt. Er braucht Hilfe, Behandlung und Therapie.

»Gesundheit zählt zu den höchsten Gütern im Leben und nimmt – wie empirische Daten belegen – den ersten Rang in der Werteskala des heutigen Menschen ein. Die Gesamtausgaben in Beziehung zu Gesundheit und Krankheit mit ihren direkten Folgen (gesetzliche und private Krankenversicherung, Privathaushalte, öffentliche Hand, Arbeitgeber etc.) liegen in der Bundesrepublik Deutschland mit 240 Milliarden DM bei fast 20% des

Bruttosozialproduktes. Für kein anderes soziales System (Bildung, Sicherheit, Freizeit) wird so viel aufgewandt.«[2] Dies war der Stand von 1988. Inzwischen sind die Kosten, wie allgemein bekannt, weiter gestiegen.

Zwischen 1960 und 1995 ist der Anteil der Ausgaben für Gesundheit von 4,3% auf 10,5% des Bruttoinlandprodukts angewachsen. Rund 500 Milliarden DM sind es inzwischen, die in Deutschland jährlich für ambulante und stationäre Behandlungen aller Arten ausgegeben werden. Im Vergleich zu 1988 ist das also eine Verdoppelung, ohne daß die Gesundheit dadurch besser oder die Krankheiten weniger geworden wären.[3] Dabei fallen 4,8 Milliarden Mark für natürliche, nicht verschreibungspflichtige Arzneimittel an, bei einem Gesamtvolumen für Arzneimittel in Deutschland von 30 Milliarden (Stand 1996).

Der finanzielle Aufwand für die Gesundheit betrug 1980 rund 151 Milliarden DM. 1970 waren es noch 52,2 Milliarden und weitere zehn Jahre früher, 1960, betrug er in der Bundesrepublik Deutschland gerade 19 Milliarden DM.[4] Diese extreme Steigerung der Ausgaben ist nicht durch die Kosten der komplementärmedizinischen Therapieangebote verursacht. Im Gegenteil: Die apparativtechnische Medizin, vor allem bei aufwendigen apparativdiagnostischen Verfahren und im Rahmen stationärer Krankenhausbehandlungen, führt zur Verteuerung unseres sogenannten Gesundheitswesens.

»Der Nutzen dieses enormen Mitteleinsatzes (der Schulmedizin) wird allerdings zunehmend bezweifelt, daher die allenthalben erhobene Forderung, mit geeigneten Maßnahmen die Effektivität und Effizienz des Versorgungssystems zu erhöhen. Die gedankliche Grundlage desselben liefert die Schulmedizin, ein Agglomerat von

Kenntnissen und Methoden, Erfahrungen und Strategien, die mit einem rationalen Ansatz die Diagnose und Therapie von Krankheiten ermöglichen sollen. Damit wurden bis in die jüngste Vergangenheit unerhörte Fortschritte erzielt, früher bedrohliche Krankheiten (Infektionskrankheiten, Parasitenbefall, Mangelzustände) konnten eliminiert, andere in ihrer Bedeutung als Todesursache zurückgedrängt (Infektionskrankheiten, Mehrfachverletzungen) oder behandelbar gemacht werden (Diabetes, kindliche Leukämie). Trotz größter technischer Fortschritte (Microchirurgie, Endoskopie, Computertomographie u. a.) und unbestreitbarer Erfolge gibt es nur wenige Therapien, die zu einer tatsächlichen Heilung führen. Man rechnet mit etwa 30.000 bis 40.000 differentialdiagnostisch zu unterscheidenden Krankheiten, von denen höchstens ein Drittel und die wenigsten davon kausal zu behandeln sind. Ein Grund für diese eher deprimierende Bilanz liegt im Mangel an Einsicht in die Ätiologie der Krankheiten; ohne sie kann kaum die Vorstellung von einer kausal ansetzenden therapeutischen Technik entwickelt werden. Die Mehrzahl der diagnostischen Verfahren dient deshalb der Erfassung von Krankheitszeichen – die Diagnostik ist also phänomenologisch, und die meisten Therapien sind symptomatisch oder palliativ. Solche Therapien hat es schon lange vor der Entwicklung der heutigen Schulmedizin gegeben. [...] Die Frage stellt sich, ob eine solche Art Therapie, heute betrieben, so teuer sein muß und das auf der Schulmedizin beruhende Versorgungssystem immer mehr Mittel beanspruchen kann.«[5]

Diese beachtenswerten Worte stammen nicht von einem notorischen Kritiker oder Außenseiter unseres Medizinsystems, sondern von Professor Michael Arnold, einem der besten Kenner des deutschen Gesundheitswesens und früheren Vorstand des wissenschaftlichen Beirats der Bundesärztekammer sowie Mitglied des Sachverständigenrates der Bundesregierung für das Gesundheitswesen.

Professor Arnold weiter: »Die Schulmedizin ist weitgehend am Vorbild der Naturwissenschaften ausgerichtet. Dies fördert einen bestimmten Denkstil – die Annahme linear-kausaler Zusammenhänge. Viele Erkenntnisse aus den Naturwissenschaften haben zudem unmittelbare Bedeutung für die Medizin; hierdurch ist der Fortschritt der Medizin ganz wesentlich ein technischer Fortschritt, dessen Vollzug enorme Mittel bindet. Da in den Naturwissenschaften eine Objektivierung der Befunde angestrebt wird, weil so die intersubjektive Nachprüfbarkeit der Erkenntnisse ermöglicht wird, richten sich die Methoden und zielt die Aufmerksamkeit der Schulmedizin ganz bevorzugt auf die Erfassung und Behandlung der somatischen Krankheitslast.«[6]

Die konventionelle Schulmedizin orientiert sich »am Partikularismus und an der statistischen und experimentellen Methode[7]. Ganzheitlichkeit und dementsprechend ein ganzheitliches Verständnis beziehungsweise eine übergreifende Naturordnung und eine Kausalerkenntnis außerhalb statistischer Untersuchungen sind ihr fremd; ja, es gehört gerade zu ihren Dogmen, daß sie die genannten drei Bereiche explizit verneinen muß.[8]

Polar dazu sind die methodischen Grundsätze der Komplementärmedizin:

1. Die besonderen Therapierichtungen – anthroposophische Medizin, Homöopathie und Phytotherapie – grenzen sich von diesen schulmedizinischen Dogmen ab

und überschreiten sie bewußt und produktiv. Die Ganzheitlichkeit des Menschen wird akzeptiert, methodisch untersucht, erforscht und in allen Erscheinungsformen und Zusammenhängen mit Gesundheit und Krankheit den diagnostischen und therapeutischen Verfahren ideell und methodisch zugrunde gelegt.

2. Dieser Ganzheitlichkeit und allen typischerweise in lebendigen Systemen vorkommenden gestaltbildenden Organisationsprozessen liegt eine übergreifende Naturordnung, ein ideelles Schöpfungssystem zugrunde, das zwar nicht naturwissenschaftlich erklärt, wohl aber nachvollziehbar beschrieben und sinnvoll anschaulich gemacht werden kann.

3. Aus dem Beobachten und Beschreiben gesetzmäßiger Abläufe und Zusammenhänge, zum Beispiel bei gestaltbildenden oder ordnenden Prozessen in biologischen, psychologischen, sozialen, historischen und biographischen Systemen und Prozessen, folgt, daß es außer beziehunsgweise über der statistischen Wahrscheinlichkeit auch eine Kausalerkenntnis geben kann, die im Erkennen und Nachvollziehen gesetzmäßiger Ereignisse liegt. Diese Gesetzmäßigkeiten im Zusammenhang von lebenden Systemen sind allerdings selten monokausal, wie es die Naturwissenschaft gern hätte, sondern multikausal.

Eine Medizin, die nur Naturwissenschaft sein möchte arbeitet methodisch sauber und einfach, indem sie den Gegenstand ihrer Wissenschaft möglichst überschaubar eingrenzt und die Ergebnisse klar zu definieren sucht. Für die Medizin heißt das: Ihr Gegenstand ist die Krankheit, und ihre Methoden sind rein naturwissenschaftlich, experimentell und statistisch.

Dementsprechend müssen ihre Ergebnisse zählbar, wägbar, meßbar und reproduzierbar sein. Alles andere hat keinen wissenschaftlichen Bestand. Alles, was darüber hinausgeht, also zum Beispiel die besonderen Therapierichtungen, werden als außerhalb der Schulmedizin und damit als unwissenschaftlich angesehen. Mit diesem Vorwurf müssen die nicht-schulmedizinischen Richtungen, die »besonderen Therapierichtungen« leben, obwohl sie sich selbst nicht als unwissenschaftlich verstehen. Der ihnen zugrunde liegende Wissenschaftsbegriff ist jedoch umfassender. Denn die anthroposophische Medizin versteht sich nicht nur als Naturwissenschaft, sondern – der Ganzheit des Menschen angemessen – auch als Geisteswissenschaft. Darüber hinaus versteht sie sich, ihrem am kranken Menschen orientierten Handlungsauftrag angemessen, als eine Kunst. Man könnte sie vielleicht eine »wissenschaftliche Heilkunst« nennen, um auf den großen Spagat ihres Anspruches aufmerksam zu machen, im Erkennen und Handeln, im Verstehen und Helfen naturwissenschaftlich und geisteswissenschaftlich, künstlerisch und praktisch zugleich tätig sein zu wollen.

»Wie jeder, der eine ärztliche Sprechstunde aufsuchen mußte, bemerkt haben wird, ist ärztliches Handeln nicht als lupenreine Wissenschaft verstehbar. Der Arzt hat auf sein individuelles Gegenüber individuell einzugehen; das nehmen wir als Patient in Anspruch. Wohl aber bedürfen individuelle ärztliche Entscheidungen allgemeingültiger, wissenschaftlich erprobter Grundlagen; das setzen wir gleichfalls voraus.«[9]

Für den Philosophen Hans-Georg Gadamer bedeutet »allgemeingültig« sicher nicht statistisch, und »wissenschaftlich« sicher nicht nur naturwissenschaftlich; vielmehr spricht er damit die individuelle Aufgabe und die allgemeine Verantwortung des Arztes an; seine Aufgabe in der Begegnung mit dem Patienten, der in Not zu ihm kommt und Hilfe von ihm erwartet, ist immer eine »doppelte Verpflichtung, seine hochspezialisierte Könnerschaft mit der Partnerschaft in der Lebenswelt zu vereinen«.[10]

Ärzte wie Patienten sollten nicht vergessen, daß es einen Auftrag des Arztes gibt: Er soll nicht nur handeln, sondern *be*handeln; und zwar nicht die *Krankheit,* sondern den kranken *Menschen*. Und das läßt sich mit Naturwissenschaft allein nicht erfüllen.

»Das Dilemma des Patienten (und damit auch des Arztes) in der modernen Medizin ist also keineswegs eine Folge der fortschreitenden Technisierung ärztlichen Handelns. Vielmehr wurzelt es in der Denkart, die mit der Verwissenschaftlichung des Menschen seit Beginn der Neuzeit ein Merkmal seiner Geisteswelt wurde und in dem Irrglauben gipfelte, sämtliche Vorgänge des Lebens seien allein auf materialistisch-naturwissenschaftliche Prinzipien zurückzuführen. In einer dahin orientierten Medizin hat das Subjektive und auch das Subjekt nichts zu suchen. Nur was meßbar ist, besitzt Gültigkeit. Der Patient wird zum Objekt, sein Körper zur Maschine. Der Auftrag des Arztes lautet, den Schaden zu beheben. Behandelt wird die Krankheit, der Defekt, während der kranke Mensch bei der einseitigen Schau durch das naturwissenschaftliche Guckloch in den toten Winkel gerät. Die ärztliche Kunst, von Natur aus subjektiv, da abhängig von der Wechselbeziehung zwischen Arzt und Patient, wird als unwissenschaftlich abgetan. [...] Die von der Wissenschaft vollzogene Zergliederung der Wirklichkeit hinterläßt den Menschen, seiner Einheit beraubt, als Fragment in einer fragmentierten Welt. Die Situation des Patienten in einer allein der Naturwissenschaft verpflichteten Medizin spiegelt die Situation des modernen Menschen schlechthin.«[11]

Für die anthroposophische Medizin, die nicht eine Alternative, sondern eine inhaltliche und methodische *Erweiterung* der naturwissenschaftlich geprägten Medizin sein will, ergeben sich zunächst spezifische Perspektiven in Bezug auf den Gegenstand, ihre Methoden und ihre Ergebnisse im Vergleich zur Schulmedizin.

Das Thema der anthroposophischen Medizin ist daher nicht nur die Krankheit, vielmehr der kranke und der gesunde *Mensch*. Ihre Methoden sind, wie bereits erwähnt, diesem umfassenden Anspruch angemessen, das heißt, dem Menschen gemäß über die Naturwissenschaft hinausgehend, auch geisteswissenschaftlich (Psychologie, Soziologie, Biographik), künstlerisch (im Wahrnehmen, Beobachten, Behandeln und Begleiten von Gestaltbildungs- und Gestaltveränderungsvorgängen) und praktisch (in Pflege und Anerkennung von Leib und Seele und deren Individualität beziehungsweise Entwicklungsmöglichkeiten). Die Ergebnisse in der anthroposophischen Medizin können infolgedessen nicht nur zählbar, meßbar, wägbar und reproduzierbar sein, sie werden vielmehr auch hörbar und sichtbar sein können: hörbar in dem, was der Patient zu sagen hat; sichtbar in dem, was an ihm zu sehen ist, wie er aussieht und wie es ihm geht; erkennbar und nachfühlbar in dem, was der Arzt oder Therapeut in der Begegnung mit ihm erlebt und von ihm erfährt, was er bemerkt oder erspürt. Gerade in der Behandlung eines chronisch kranken oder seelisch leidenden Menschen muß auch das Unwägbare, Einmalige und sogar das Unaussprechliche Gültigkeit und Bedeutung haben.

Könnerschaft in schulmedizinischer wie auch in anthroposophisch-medizinischer Hinsicht muß den anthroposophischen Arzt – ob Allgemeinarzt oder Facharzt – ebenso auszeichnen wie die unbedingte und unerschütterliche mitmenschliche Partnerschaft in der Begegnung und Beziehung zum Patienten. Eine Krankheit – genauer: das individuelle Kranksein führt ihn zum Arzt mit der Erwartung nach Hilfe, Behandlung und Heilung. Gesundheit steht als Erwartung über dieser Beziehung. Aber ist Gesundheit nur die Abwesenheit oder das Gegenteil von Krankheit?

Wenn Gesundheit die Fähigkeit ist, mit den eigenen individuellen Lebensumständen in angemessener und erträglicher Weise umzugehen und Probleme, Schwierigkeiten und Konflikte in akzeptabler Weise zu lösen oder mit ihnen zu leben, dann ist Krankheit ein vorübergehend oder chronisch verändertes Vermögen, sich auf bestimmte Lebensverhältnisse einstellen zu können. Da ein solches krankheitsbedingt verändertes Lebensvermögen häufig mit Angst, Schmerz, Einschränkung, Behinderung und Leiden einhergeht, ist Hilfe im Sinne von ärztlicher Behandlung oder Begleitung erforderlich, um das Lebensgefühl, die Lebensqualität und die Selbstverwirklichungsmöglichkeit des erkrankten Menschen zu verbessern, zu steigern und seine Entwicklungsmöglichkeit zu fördern.

Gesundheit und Krankheit sind nicht Zustände, von denen der eine erstrebenswert und der andere vermeidenswert wäre; Gesundheit und Krankheit sind vielmehr »Durchgänge« und Entwicklungsphasen, in denen der Mensch Wichtiges erleben oder erleiden, gewinnen oder verlieren kann; sie sind Phasen des Gebens und des Bekommens, Zeiten äußeren oder inneren Lebens. In jedem Fall sind sie Prozesse und Geschehnisse jeder individuellen Biographie. Im Hinblick auf die Zeitgestalt eines Lebens, auf den Lebenslauf eines Menschen erweisen sich die Zeiten von Gesundsein und Kranksein als sinnvoll und schicksalsbildend.

Reparatur oder Heilung?

Je nachdem, welches Verständnis wir von Krankheit haben, behandeln wir sie beziehungsweise den kranken Menschen.

1. Sieht man in einer Krankheit einen Defekt oder Schaden, und ist der Leib für den Menschen und die Medizin nicht mehr als eine Maschine, so geht es bei ihrer Behandlung lediglich um die Behebung dieses Schadens beziehungsweise um die Reparatur des Defektes. Therapie ist dann mehr oder weniger ein technisches Problem und auf jeden Fall ein physisches. Alle anderen Phänomene werden ausgeklammert. Leben, Erleben und Empfinden oder gar eine geistige Entwicklung haben mit Krankheit nichts zu tun. »Den Leib geht die Seele nichts an.«[12]

2. Betrachtet man physiologische und biochemische Prozesse als Lebensvorgänge und Krankheit als Störung in diesen Abläufen im Sinne eines pathophysiologischen oder pathobiochemischen Prozesses, so ergibt sich ein Verständnis von Krankheit als Funktionsstörung, als Betriebsstörung. Die angemessene Therapie ist eine Korrektur oder Wiederherstellung der vorherigen und gewünschten Abläufe. Der Leib ist – so betrachtet – ein Werkzeug, das funktionieren soll. Es muß unter Umständen gewartet und überprüft werden, wenn Funktionsstörungen auftreten. Therapie ist Beeinflussung der gestörten Funktionsabläufe. Diese werden am ehesten durch substantielle Gaben (Medi-

kamente) im Sinne von Substitution oder durch Korrektur nach oben oder unten – Anregung oder Hemmung – beeinflußt.

3. In den beiden bisher geschilderten Auffassungen von Krankheit ist der kranke Mensch für die Medizin nicht mehr als ein Objekt, daß heißt im Grunde seelenlos. Seele, wenn man sie denn benennen müßte, wäre für eine solche Wissenschaft eine Art »Black-Box«, ein unberechenbarer Apparat.
Krankheit wird vom Menschen aber auch erlebt und gefühlt als Schmerz, Angst, Beeinträchtigung oder Behinderung. Deshalb sollte die Therapie eine Erlösung oder Befreiung, zumindest aber Erleichterung und Verständnis – bringen.
Die Seele ist ein Organisationssystem von Erinnerungen und Gefühlen, von Erwartungen und Absichten, von Wünschen und Hoffnungen, von Einstellungen und Vorstellungen, und der Leib ist das Instrument, dessen sie sich bedient, auf dem sie je nach Übung und Pflege und je nach der seelischen Einstellung und Anstrengung spielen kann – unbeholfen oder virtuos. Für ein solches Krankheitsverständnis ist der Kranke ein Klient, der sich Beratung und Hilfe sucht, und sie von professioneller Seite bekommen kann.

4. Für ein noch tieferes Verständnis stellt Krankheit eine Aufgabe und Herausforderung an den Menschen dar. Sie wird nicht nur materiell oder funktionell gesehen und auch nicht nur in psychischen oder psychosozialen Zusammenhängen erlebt, sondern vor allem als *individuelles* Geschehen verstanden, als ein Ereignis, das im

Gesamtzusammenhang mit der Biographie des Betreffenden gesehen werden muß, und das heißt natürlich auch mit seinen Lebensumständen, seinen Entwicklungsbedingungen und Möglichkeiten. So kann Krankheit als Aufgabe oder Chance verstanden werden. Eine Therapie auf dieser Ebene ist dann nicht mehr Reparatur oder Korrektur, nicht Wiederherstellung oder Lösung, sondern wird jetzt – in der Akzeptanz dieser Aufgabe – zu einem Prozeß der Umgestaltung. Heilung bedeutet Wandlung.
Für ein solches Krankheits- und Menschenverständnis sind Leib und Seele Partner des Menschen-Ich, mit denen er seinen Lebensweg geht. Auch der Patient ist für den Arzt in diesem Fall ein Partner. Der kranke wie der gesunde Mensch werden immer als Individualität gesehen.

Der anthroposophischen Medizin liegt dies zuletzt beschriebene Verständnis von Krankheit und Heilung zugrunde. Dabei werden die drei vorhergehenden Stufen nicht negiert, sondern es wird vielmehr auf ihnen aufgebaut; sie werden ergänzt und in angemessener Weise überwunden, je nach den konkret gegebenen Möglichkeiten in der Beziehung zwischen Patient und Arzt und dem Auftrag der Behandlung.

Die anthroposophische Medizin ist keine Alternative zur Schulmedizin. Sie ergänzt die Schulmedizin, wo diese zu einseitig naturwissenschaftlich, materiell und mechanistisch verhaftet ist. Sie erweitert die biologische, psychosoziale und die psychosomatische, wo diese noch in vergangenheitsorientierten Störungskonzepten befangen bleibt. Die anthroposophische Medizin hat ein geistiges

Modell des anthroposophischen Menschenbildes für die Medizin

Tabelle 1

HUMANE EBENE: BEGEISTET

selbstbewußt reflektierend	geistig fragend	spirituell erkennend	zielorientiert schöpferisch
Denken Kognition		Wollen Motivation	

Ich • Identität • Geist

PHILOSOPHIE · GEISTESWISSENSCHAFTEN · PHILOSOPHISCHE ANTHROPOLOGIE · ANTHROPOSOPHIE · RELIGION

*

»ANIMALISCHE« EBENE: BESEELT

seelisches Erleben und Verhalten	Empfindungen Emotionen Gefühle	Triebe Instinkte	Bedürfnisse »Wünsche«

teils bewußtes, teils unbewußtes Geschehen

rhythmisch organische Abläufe mit seelischem Erleben zum Beispiel Atmung, Sexualität, Willkür-Motorik

Innerlichkeit • Seele

PSYCHOLOGIE · SOZIOLOGIE

»VEGETATIVE« BIOLOGISCHE EBENE: BELEBT

Organ- und Körperwachstum	Lebensprozesse	Regeneration

fließend, unbewußt, funktionelles Geschehen
im Sinne des Gesamtorganismus

Leben

BIOLOGIE · PHYSIOLOGIE · BIOCHEMIE

*

»MINERALISCHE« EBENE: BELEIBT

physisch leibliche Gestalt	materiell körperlich	räumlich fest

Leib

ANATOMIE · HISTOLOGIE · MORPHOLOGIE

Menschenbild und ein prozessuales, leib-seelisches Krankheitsverständnis, das im Zusammenhang mit der Biographie des Menschen gesehen wird. Heilung ist in ihr eine individuelle Behandlung und Begleitung, Hilfe und Beistand in akuten Notsituationen, bei chronischem Leiden und nicht zuletzt im Sterben.

Für den anthroposophisch tätigen Arzt ist im Prinzip keine Maßnahme und Möglichkeit der Schulmedizin oder einer psychotherapeutischen Medizin ausgeschlossen. Alle diagnostischen und therapeutischen Möglichkeiten oder Maßnahmen werden jedoch individuell für den einzelnen Patienten angeschaut und auf ihre Folgen hin befragt. Patient und Arzt entscheiden gemeinsam in Vertrauen und Partnerschaft über die jeweiligen diagnostischen und therapeutischen Schritte – jeweils unter Einbeziehung der schulmedizinischen wie auch der ergänzenden anthroposophisch-medizinischen Möglichkeiten.

Anthroposophische Medizin ist keine Weltanschauungsmedizin. Sie ist weltoffen und steht jedem helfend zur Verfügung, ob er ihr Menschenbild teilt oder nicht. Achtung, Freiheit und Selbstbestimmung sind Qualitäten, die sich gerade aus dem geistigen Verständnis von Mensch und Welt ergeben.

Reparatur oder Heilung – ob bei Angst oder Schmerzen, bei akuten oder chronischen Krankheiten, bei körperlichen oder bei seelischen Leiden – ist immer eine Frage, die der kranke Mensch in erster Linie mit sich, dann aber auch mit seinen Angehörigen und seinem Arzt besprechen und klären sollte, um zu einer *ihm* angemessenen Antwort zu kommen.

Heilbedarf heute

Trotz aller gegenteiligen Trendbehauptungen: Die Medizin ist kein Dienstleistungssystem, und Gesundheit kann man nicht kaufen. Massagen, Operationen oder Psychotherapien sucht man sich ebensowenig nach Gutdünken oder Gefallen aus, wie man Medikamente, die man aufgrund einer Selbstmedikation einnimmt, nach dem Geschmack auswählt. Jede Therapie, ob Arznei oder Operation, ob Krankengymnastik oder Psychotherapie, richtet sich nach den Beschwerden und nicht nach dem Gefallen und will ein Weg zur Heilung sein: vom Kranksein zum Gesundwerden. Es gehört die Professionalität auf Seiten des Arztes dazu, für einen Patienten in seiner bestimmten Krankheitssituation die richtige und ihm angemessene Therapie zu finden.

Angemessen heißt in diesem Zusammenhang jedoch nicht, abgemessen oder abgezählt nach einer statistischen Wahrscheinlichkeit zu therapieren oder gar in einer zufälligen Verteilergruppe das eine oder andere Medikament willkürlich zu verteilen, wie dies bei einer Doppelblindstudie durch einen unwissenden Arzt gegenüber einem unwissenden Patienten geschieht.

Angemessen behandeln heißt, die dem kranken Menschen entsprechende Therapie anzuwenden; also die diagnostischen und therapeutischen Maßnahmen zu finden, die ihm entsprechen, die zu ihm passen und mit seinem inneren Maß übereinstimmen. Dazu gehören neben Erfahrung, Kenntnis und Könnerschaft notwendigerweise Empathie, Einfühlungsvermögen und eine partnerschaftlich-würdevolle therapeutische Beziehung.

Alles Verordnen, Diagnostizieren und Therapieren nach statistischen, experimentellen, wissenschaftlichen oder juristischen Gesichtspunkten ist vielleicht biometrisch begründet, aber mitmenschlich und therapeutisch nicht genug. Das Maß für jede diagnostische und therapeutische Maßnahme gibt der Mensch mit seiner Krankheit vor – der gute Arzt sollte an ihm und an nichts anderem seine Behandlung orientieren.

Gehen wir in Gedanken von einem kranken Menschen aus, der erstmals in eine ärztliche Sprechstunde kommt, und verfolgen wir die Schritte, die ein anthroposophischer Arzt vollzieht, um an seinen Patienten das »innere Maß« zu nehmen und somit zu den ihm angemessenen diagnostischen und therapeutischen Schritten zu kommen: Der *ganze* Mensch ist Thema der Medizin. Wir wollen ihn in seiner Ganzheit wahrnehmen und dieser Ganzheit in Gesundheit und Krankheit dienen, damit sie sich entwickeln und entfalten kann, je nach den individuellen Möglichkeiten des Kranken. Die Wahrnehmung der Individualität des Menschen beginnt mit der Betrachtung seines Leibes. Er hat sich nach den Gesetzen der Vererbung entwickelt und zeigt dabei immer individuelle Züge, von der Geburt bis zum Tod.

In der Medizin spielt die körperliche Untersuchung eine wesentliche Rolle. Dabei werden der Allgemein- und Ernährungszustand, die Konstitution, Körperhaltung sowie die Körperbewegungen ins Auge gefaßt. Es folgt die Untersuchung der äußeren und inneren Organe in ihrer Gestalt und Funktion und schließlich die apparativ unterstützte Untersuchung zur Ermittlung krankhafter Befunde.

Im ärztlichen Gespräch, das in der Regel noch vor der

körperlichen Untersuchung geführt wird, ist die Anamnese von grundlegender Bedeutung. Dazu gehört die Frage nach Entstehung und Entwicklung der gegenwärtigen Beschwerden wie auch nach früheren Krankheiten und die Erinnerung an wichtige Krankheiten innerhalb der Familie.

An erster Stelle steht der aktuelle Zustand des Kranken, sein Befinden, seine Klagen, Beschwerden, Schmerzen und seine Fragen. Dies alles bildet den Ausgangspunkt für das ärztliche Handeln in körperlicher und apparativ-medizinischer Hinsicht, aber auch für die Gespräche zwischen Arzt und Patient über das Erleben seines Zustandes mit allen Ängsten und Hoffnungen. Die seelische Verfassung, die Stimmungslage und das persönliche Krankheits-Erleben sind wichtige Faktoren für Therapie und Verlauf einer Erkrankung. Darüber hinaus spielt aber auch die innere Haltung des Menschen zu seinem Leiden, seiner aktuellen Krise und zu seiner Biographie eine bedeutende Rolle.

Die Therapiemotivation – coping und compliance (Eigeninitiative zur Krankheitsbewältigung und Zusammenarbeit mit Ärzten und Therapeuten) – des Patienten hängt wesentlich von seinen individuellen seelisch-geistigen Eigenschaften sowie von der Arzt-Patienten-Beziehung ab.

Ferner bilden auch Fragen zur bisherigen Lebensgeschichte sowie Wünsche und Ziele des Kranken zum weiteren Leben eine wichtige Grundlage für das Verständnis der Krankheit im Lebenslauf und in der konkreten Situation. Daraus kann sich die Erarbeitung und die Entwicklung eines kreativen und produktiven Umgangs mit der Krankheit ergeben mit der Möglichkeit, dem Leiden einen Sinn abzugewinnen – oft in Gestalt eines wichtigen persönlichen Entwicklungsschritts. Diagnostische wie therapeutische Schritte werden auf dieser Basis in einem partnerschaftlichen Austausch zwischen Arzt und Patient möglich, wenn sich die fachliche Beratungs- und Behandlungskompetenz des Arztes/Therapeuten mit der souveränen Entscheidungskompetenz des Patienten ergänzt.

Die Tabelle auf den folgenden Seiten soll die menschlichen und medizinischen Aspekte zusammenfassen und eine erste Andeutung der therapeutischen Möglichkeiten in der anthroposophischen Medizin aufzeigen

Zur Ermittlung des konkreten Heilbedarfs eines kranken Menschen gehört ein diagnostisches wie therapeutisches Denken im Sinne der gegliederten Ganzheit des Menschen. (Vgl. Tabelle 1, Seite 27 und Tabelle 2, Seite 34.) Dieses Denken, das im Gespräch zwischen Arzt und Krankem zu konkreten Empfehlungen oder Entscheidungen führt, schließt prinzipiell alle diagnostischen und therapeutischen Maßnahmen moderner wie traditioneller Erkenntnisse und Möglichkeiten ein. Jede Empfehlung oder Handlung sollte sich in wechselseitigem Verständnis und in gegenseitiger Akzeptanz zwischen Krankem und Arzt vollziehen, je nach Umstand natürlich auch unter Einbeziehung von Angehörigen wie auch unter Berücksichtigung der Empfehlung anderer Fachärzte. Die zutreffende Entscheidung soll immer individuell gefunden werden und nachprüfbar und verständlich sein. Der kranke Mensch, um den es geht, muß sich darin wiederfinden. Ohne seine Zustimmung ist jede Entscheidung hinfällig.

Jeder Kranke hat nicht nur ein Recht auf bestmögliche Behandlung und Therapie nach den jeweils fortschrittlichsten Erkenntnissen der Medizin – er hat auch einen Anspruch auf Verständnis. Verstehen und Verstanden-

Heilbedarf nach dem Maß des kranken Menschen

MENSCH

I	Leib Organe	körperliche Konstitution Gestalt	objektivierbarer Organbefund
II	Organ-funktionen Leben	Körperhaltung Allgemein- und Ernährungszustand Kondition funktionelles Zusammenstimmen vegetative Abläufe Vitalität	subjektives Befinden funktionelle, vegetative Störungen
III	Erleben Seele	Erinnerungen Erlebnisse seelische Verfassung Stimmungslage Gefühle	persönliches Krankheitserleben Gefühl des Krankseins seelische Verstimmungen
IV	Erkennen Ich Individualität	Einsicht Erkenntnisfähigkeit geistige Einstellung und biographische Ziele	individuelle, bewußte Haltung und Einstellung zu Kranksein, Leiden und Schicksal

Tabelle 2

MEDIZIN

I	apparative Diagnostik körperliche Untersuchung	apparative Therapie Operation
II	Anamnese	allopathische Medikamente Physiotherapie »äußere Anwendungen« Massage phytotherapeutische, homöopathische und anthroposophische Medikamente
III	Gespräch	Kunsttherapie Heileurythmie
IV	Begleitung	biographische Gespräche Psychotherapie

werden ist ein Kommunikationsprozeß zwischen Patient und Arzt beziehungsweise Therapeut. Sich verständlich zu machen und den anderen verstehen, sind so banale wie schwierige Grundvoraussetzungen auf beiden Seiten. Unausgesprochene, oft sogar unbewußte oder ungeklärte Erwartungen und Einstellungen spielen eine vielfach unterschätzte Rolle in therapeutischen Beziehungen. Das Menschenbild des Arztes, seine Kompetenz und Selbstkritik wirken hier ebenso mit wie das Verständnis der Gesellschaft von Gesundheit und Krankheit und nicht zuletzt das Verständnis, das der Kranke selbst von seiner Krankheit hat. Deshalb ist hier die Kenntnisnahme des Menschenbildes (Tabelle 1, Seite 27f) wichtig, denn es bildet die Grundlage anthroposophisch-ärztlichen Denkens und Handelns.

Mit dem poetischen Wort einer »geprägten Form, die lebend sich entwickelt« ist dieses Menschenbild besonders kurz und prägnant in *Urworte Orphisch* von Johann Wolfgang Goethe wiedergegeben.

Dämon

Wie an dem Tag, der Dich der Welt verliehen,
Die Sonne stand zum Gruße der Planeten,
Bist alsobald und fort und fort gediehen,
Nach dem Gesetz wonach Du angetreten.
So mußt Du sein, Dir kannst Du nicht entfliehen,
So sagten schon Sibyllen, so Propheten;
Und keine Zeit und keine Macht zerstückelt
Geprägte Form die lebend sich entwickelt.[13]

Die Menschengestalt ist eine leiblich-seelisch-geistige Form, die sich lebend und entwicklungsfähig als eigenbestimmtes, weltoffenes System ständig in Kommunikation mit sich selbst befindet, mit den Naturreichen, den Mitmenschen und mit geistigen – religiösen, spirituellen – Welten. Der Mensch ist seinem Wesen, seinen Fähigkeiten und seinen Beziehungen nach *physisch* und *überphysisch*. Daß sich seine verschiedenen, ja, polare Wesensschichten berühren, wechselseitig durchdringen und gegenseitig beeinflussen, deutet auf die Geheimnisse und Schwierigkeiten des Menschen hin. Aus dieser produktiven Spannung entgegengesetzter Qualitäten entwickeln sich unterschiedliche menschliche Bedürfnisse, Fähigkeiten, Schwierigkeiten und Ziele.

Es ist das Ziel der anthroposophischen Medizin, auf die unterschiedlichen Wesensschichten, Bedürfnisse und Erlebnisweisen des Menschen verständnisvoll und differenziert therapeutisch eingehen zu können. Auf diese Weise haben sich innerhalb der anthroposophischen Medizin Behandlungsmöglichkeiten entwickelt,

- die über den belebten und erlebten Leib auf den Menschen heilend einwirken,
- die über das eigene übende Tun und seelische Erleben therapeutisch wirken und
- die sich über Vergegenwärtigen, Fühlen, Verstehen, Erkennen und innerem Umgestalten heilsam auswirken können.

Alles, was sich in der Medizin auf den Körper oder seine Organe richtet und auf den Leib hinzielt, orientiert sich immer am belebten menschlichen Leib.

Apparative und operative therapeutische Maßnahmen

sind in diesem Sinne leiborientiert und leibgebunden. Sie beziehen sich meist auf eine bestimmte Region oder auf ein einzelnes Organ. Sie werden auch von der anthroposophischen Medizin nach den Richtlinien der naturwissenschaftlich geprägten Medizin gehandhabt.

Ein weites therapeutisches Tätigkeitsfeld, das sich ganz auf den belebten und erlebten Leib richtet, sind dabei die sogenannten »äußeren Anwendungen«. Dabei erfolgt die Anwendung von Medikamenten von außen, das heißt, der therapeutische Prozeß wirkt über den Leib, die Haut und die Sinnesorgane auf den ganzen Menschen. In diesem Bereich, der in einem eigenen Kapitel ausführlicher beschrieben ist (vgl. Seite 44 ff), gibt es eine Fülle therapeutischer Möglichkeiten. Im Unterschied zu den gebräuchlichen Verabreichungsmöglichkeiten von Medikamenten – die Einnahme per os (über den Mund) oder per injektionem (als subkutane, intramuskuläre oder intravenöse Spritzen), die unter Umständen als lästig oder unangenehm erlebt werden, ist die Applikation von Arzneistoffen über die Haut, zum Beispiel als Salbenauflage, Wickel, Bad oder Einreibung, in der Regel immer ein angenehmes und wohltuendes Erlebnis für den Patienten, wobei das Angenehme und Wohltuende natürlich nur einen positiven Nebeneffekt der therapeutischen Anwendung darstellt. Der gezielte therapeutische Haupteffekt hängt dagegen von der Art der äußeren Anwendung ab (zum Beispiel warm oder kalt, feucht oder trocken), vom Applikationsort (lokal begrenzt oder Ganzkörpermaßnahme), von der Anwendungszeit und nicht zuletzt vom applizierten Arzneimittel.

Als eine besondere Form der äußeren Anwendungen muß auch die Massage erwähnt werden sowie die Krankengymnastik. Letztere wird in ihren vielfältigen und differenzierten Formen für die unterschiedlichsten Krankheitsbilder in der anthroposophischen Medizin ebenfalls angewendet. Auf anthroposophischer Grundlage ist darüber hinaus noch die »Bothmer-Gymnastik« entwickelt worden, die seit einigen Jahren auch als Bewegungstherapie vor allem im Bereich psychosomatischer Erkrankungen erfolgreich eingesetzt wird.

Auf dem Gebiet der Massage wurde durch die Ärztin Ita Wegman in den zwanziger Jahren eine besondere Form der »rhythmischen Massage« entwickelt und begründet, die heute ihren Namen trägt: »Rhythmische Massage nach Ita Wegman«.

Neben dieser Form einer gezielten Anwendung von Arzneistoffen von außen, steht als weiterer therapeutischer Schritt die Anwendung von Arzneimitteln durch orale Einnahme oder Injektion.

Dabei spielen neben der Verabreichung von allopatischen oder schulmedizinischen, meist synthetisch hergestellten Medikamenten, die von anthroposophischen Ärzten nach strenger Indikation überall, wo notwendig, ebenfalls verordnet werden, phytotherapeutische (pflanzliche) und homöopatische Medikamente, vor allem aber die spezifischen anthroposophischen Medikamente eine wesentliche Rolle.

Diese stammen ausschließlich aus den Naturreichen, das heißt, sie sind entweder mineralischer, pflanzlicher oder tierischer Herkunft und werden unter strengen ökologischen Gesichtspunkten angebaut beziehungsweise ausgewählt und nach besonderen schonenden pharmazeutischen Prozessen hergestellt. In vielen Fällen werden anthroposophische Arzneimittel auch nach dem Prinzip der homöopathischen Arzneimittel potenziert. Die Arzneimittelfindung folgt allerdings nicht dem homöopathischen Prinzip der »Simile-Regel«, sondern basiert auf Beobachtungen und Erkenntnissen eines differenzierten Beziehungsnetzes zwischen Mensch und Natur, wie es Bestandteil der anthroposophischen Natur- und Menschenerkenntnis ist.

Mit dem nächsten Schritt therapeutischer Maßnahmen verlassen wir den herkömmlichen Bereich ärztlicher Behandlung, die im klassischen Fall dem Patienten immer eine passive Rolle zugedacht hat, während der Arzt der aktiv Handelnde, der Behandelnde ist. (Eine Ausnahme sind die oben erwähnten krankengymnastischen Übungsbehandlungen). Besonders eindrücklich ist die passive Situation des Patienten im Falle operativer Maßnahmen, bei denen ihm das Wachbewußtsein und das Schmerzempfinden genommen wird. Auch bei Bad, Massage oder Wickel-Anwendungen verhält sich der Patient in einer angenehm passiv ruhenden Situation.

Erst bei der Einnahme von Medikamenten muß er eine gewisse Eigenaktivität an den Tag legen, indem er zum Beispiel an die regelmäßige Einnahme denkt. Die eigentliche Wirksamkeit der Arzneistoffe geschieht dann allerdings für das bewußte Erleben passiv, indem eine unbewußte Stoffwechselaktivität in der Resorption und pharmakologischen Wirksamkeit der Medikamente stattfindet.

Einen qualitativ deutlichen Unterschied dazu gibt es bei den jetzt zu besprechenden sogenannten aktiven Therapieformen, die ohne Motivation und Eigenaktivität des Kranken nicht stattfinden können – was für die Krankengymnastik natürlich auch gilt.

In der anthroposophischen Medizin sind es die Kunsttherapien und die Heileurythmie, die ihre therapeutische Wirksamkeit in der Aktivität des Patienten einerseits und im Erleben seines Tuns andererseits entfalten. Zu diesen Kunsttherapien gehören im einzelnen:

- das plastisch-therapeutische Gestalten,
- die Maltherapie,
- die Musiktherapie,
- die therapeutische Sprachgestaltung,
- sowie als eine besondere Form einer Bewegungs-Kunsttherapie die Heileurythmie.

Während diese Therapieformen (Näheres dazu auf Seite 82 ff) vom Arzt verordnet und von speziell ausgebildeten Therapeuten durchgeführt werden, ist es wieder ein spezifisch ärztlicher therapeutischer Schritt, mit dem Kranken biographische Gespräche zu führen, die es ihm ermöglichen sollen, das Erleben und Verstehen seiner Erkrankung im Zusammenhang mit seinem Lebenslauf sehen zu können. Ein solcher biographisch orientierter Ansatz bildet die Grundlage für ein Verständnis, in dem Krisen und Krankheiten nicht als zufällige Störungen oder Defekte verstanden werden, sondern vielmehr als sinnvolle, auf Entwicklungsschritte hinweisende, ja, Entwicklungen oft erst ermöglichende lebensgeschichtliche Ereignisse.

Als eine Steigerung und diagnostische wie therapeutische Weiterentwicklung und Differenzierung dieses biographischen Ansatzes ist dann die anthroposophisch orientierte Psychotherapie zu verstehen. Sie hat ihre Grundlagen insbesondere in den drei Erkenntnisbereichen:

Menschenkunde, Psychologie (Psychosophie) und Biographik. Die menschenkundliche Grundlage hierzu ist in Tabelle 1 (Seite 27f) als modellhafte Zusammenfassung dargestellt.

Daraus ergibt sich eine besondere Stellung der Seele zwischen dem belebten Leib einerseits und dem individuellen Geist des Menschen andererseits, wobei die Seele sich in einer wechselseitigen lebendigen Beziehung zu Leib und Leben wie auch zu Ich und Geist befindet. Aus diesen spannungsvollen Beziehungen ergeben sich unterschiedliche seelische Bedürfnisse, Empfindungen, Absichten, Erlebnisse, Vorstellungen und Fähigkeiten.

Und schließlich ist ein besonderes Element innerhalb der anthroposophischen Psychotherapie die Bedeutung der *biographischen Entwicklung* des Menschen in leiblicher, seelischer und geistiger Hinsicht.

Aus den dargestellten Grundlagen zeigt sich das elementare Verständnis von Gesundheit und Krankheit nicht als gute und schlechte Polarität menschlicher Zustände, sondern als Ausdruck eines wechselnden und biographisch sich entwickelnden Verhältnisses zwischen Leib, Seele und Geist, wobei sowohl gesunde wie auch kranke Phasen des Lebens als jeweils sinnvolle individuelle Entwicklungsgestalten verstanden und behandelt werden.

Eine solche Psychotherapie kann sowohl bei körperlichen, als auch bei psychosomatischen und psychiatrischen Krankheitsbildern angewandt werden. Sie arbeitet mit seelischen aber auch mit geistigen Mitteln (verstehende, übende, meditative Verfahren) an der Krankheitsbewältigung und biographischen Entwicklung im Sinne einer Selbsterkenntnis und Selbstgestaltung des Menschen. (Vgl. S. 96ff)

Zusammenfassung der Wirksamkeit der anthroposophischen Therapien

- Die äußeren Anwendungen wirken therapeutisch durch ihre direkten *Maßnahmen am Leib*, die unmittelbar das Leibempfinden und mittelbar die Organfunktionen beeinflussen. Auf diese Weise können sie den Krankheitszustand und das leiblich-seelische Befinden des Patienten verbessern.
- Die anthroposophischen Medikamente wirken durch ihre *Substanzen* – entsprechend ihren Eigenschaften und ihrer Herkunft aus den Naturreichen – auf Organfunktionen und Lebensprozesse ein. Infolgedessen sind körperliche und psychische Funktionsstörungen und damit zusammenhängende Veränderungen des körperlichen Befindens und des seelischen Erlebens medikamentös zu behandeln.
- Die therapeutische Wirksamkeit der anthroposophischen Kunsttherapien und der Heileurythmie liegt im *Prozeßcharakter* von Krankheit und Heilung. Durch die *therapeutische Aktivität* und ein damit verbundenes positives Körper- und Selbstgefühl können körperliche und psychische Erkrankungen kunsttherapeutisch und heileurythmisch therapiert werden.
- Anthroposophische Psychotherapie wirkt über das *Erkennen*. In der Vergegenwärtigung von Vergangenheit und Zukunft kann – in tatsächlicher Geistesgegenwart – eine innere Haltung gefunden und gebildet werden, mit der schwierige Lebens- und Krankheitssituationen zu bewältigen, zu verändern oder zu ertragen sind.

Pflege für Leib und Seele

Äußere Anwendungen

Die Pflege eines Menschen bezieht sich naturgemäß immer auf den ganzen Menschen, auch wenn mit einer pflegerischen Maßnahme unter Umständen nur ein bestimmtes Organ in spezifischer Weise behandelt wird. Sie setzt am Leib an; sie berührt ihn und damit den Menschen. Denn der Mensch lebt nicht nur *in* seinem Leib, er erlebt sich und die Welt auch *durch* seinen Leib; er erkennt und verwirklicht sich durch ihn, so wie er mit ihm gestaltend in die Welt eingreift. Pflege setzt am Leib an, aber sie wirkt darüber hinaus. Sie orientiert sich mehr am Befinden als am Befund eines Patienten und berührt sein Leib-Erleben und seine Gefühle. Sie kann beispielsweise ein durch Schmerzen stark leibgebundenes Bewußtsein wieder erleichtern, befreien und zu weltoffenem Interesse fähig machen.

Mit pflegerischen Maßnahmen berühren wir den Leib und sprechen den Menschen an, in seinem seelischen Erleben und Fühlen wie in seinem geistigen Verstehen und Selbstbewußtsein.

»Äußere Voraussetzung für die Pflege des Menschen ist das Verständnis seines leiblichen, seelischen, sozialen und geistigen Wesens. Die innere Voraussetzung ergibt sich aus seiner Individualität als seinem geistigen Wesensanteil.«[14]

Pflege hat somit einerseits eine wesentliche Dimension im mitfühlenden und helfenden Dasein für einen Mitmenschen, der sich in Not befindet und hilfsbedürftig ist. Diese Grundqualität ergänzend, hat sie auch noch eine ausgesprochen therapeutische Dimension: Den pflegerischen Handlungen kann über das Unterstützende und Wohltuende hinaus auch eine spezifisch heilende Intention innewohnen; etwa die Intention, das Befinden und Erleben des Patienten in seiner aktuellen Situation trotz der krankheitsbedingten Hilfsbedürftigkeit und Unselbständigkeit in Achtung und Würde zu stärken. Eine pflegerisch-therapeutische Maßnahme liegt auch darin, günstige Voraussetzungen für die Entfaltung der Selbstheilungskräfte des Kranken sowie für die Wirksamkeit der ärztlich-therapeutischen Maßnahmen zu schaffen, die an ihn herangebracht werden sollen.

»Der Pflege obliegt es, [...] den Kranken in Verhältnisse zu bringen, welche der Naturheilung möglichst vollen Spielraum gewähren.«[15]

Die im vorigen Kapitel bereits angedeuteten sogenannten »äußeren Anwendungen« sind zum einen Bestandteil einer anthroposophisch erweiterten Behandlungspflege, also spezifischer therapeutischer Anwendungen, zum anderen gehört ein Teil von ihnen in den Bereich der Physiotherapie. In jedem Fall sind äußere Anwendungen spezifisch-therapeutische Maßnahmen nach ärztlicher Verordnung, insofern sie differenzierte Applikationsformen von Arzneimitteln sind. Auf der einen Seite steht also die ärztliche Verordnung nach einer entsprechenden Diagnose – auf der anderen Seite steht die fachkundige Ausführung einer äußeren Anwendung durch darin ausgebildete Pflegende oder Physiotherapeuten.

Zu den äußeren Anwendungen gehören im einzelnen:

- Auflagen
- Bäder, Teilbäder oder Ganzbäder

- Einläufe
- Einreibungen
- Kompressen
- Ölpackungen
- Salbenlappen
- Waschungen
- Wickel

Wickel, Auflagen, Bäder und Massagen sind schon seit langer Zeit fester Bestandteil der Naturheilkunde. Ihre historischen Anfänge gehen auf die hippokratische Zeit im vierten vorchristlichen Jahrhundert zurück. In neuerer Zeit sind insbesondere die Namen Kneipp, Prießnitz und Felke zu nennen, nach denen jeweils bestimmte naturheilkundliche äußere Anwendungen benannt sind.

Die moderne Medizin hat im Zuge ihrer Entwicklung, in der Betonung der Akutbehandlung und durch den vermehrten Einsatz apparativer Methoden den therapeutischen Zugang zu den äußeren Anwendungen weitgehend vernachlässigt. Hauptsächlich im Kurbereich sind sie noch als Bestandteile medizinischer Verordnungen zu finden, die auch unter Namen wie Balneotherapie, Physiotherapie, Hydrotherapie, Thermotherapie und physikalische Medizin bekannt sind.

Bei kompetenter ärztlicher Indikation und sachgerechter Anwendung durch Pflegende oder entsprechend ausgebildete Therapeuten können die verschiedenen äußeren Anwendungen eine Fülle von therapeutischen Wirksamkeiten auf Leib und Seele eines kranken Menschen entfalten. Sie können im allgemeinen beschrieben werden als beruhigend, ordnend, ableitend, anregend, schmerzlindernd, erfrischend.

Im einzelnen und je nach Art, Ort und Zeit der Anwendung können noch differenziertere Wirkungsweisen unterschieden werden: Durchblutungsförderung, Atmungsanregung oder Regulierung, Ausscheidungsregulierung, Anregung oder Regulierung von Verdauung und Stoffwechseltätigkeiten, anregende oder hemmende Beeinflussung von Wachheit, Bewußtsein, Stimmung, Aktivität, Antrieb. Grundsätzlich kann durch die äußeren Anwendungen das Wohlbefinden des Kranken gesteigert werden.

- So können zum Beispiel mäßig warme *Zitronen-Wadenwickel* bei fieberhaften Kinderkrankheiten und anderen fiebrigen Erkrankungen angewandt werden.
- Warme bis heiße *Zitronen-Brustwickel* helfen bei Bronchitis und Lungenentzündung.
- Mäßig warme *Zitronen-Halswickel* wirken bei Halsentzündungen und grippalen Infekten.
- Eine heiße *Kamillen-Bauchkompresse* wirkt wohltuend und schmerzlindernd bei krampfartigen Bauch- und Unterbauchbeschwerden.
- Ein *Senfmehl-Brustwickel* wirkt atmungsanregend und damit heilend bei Bronchitis und bei Lungenentzündung.
- Ein *Senf-Fußbad* kann bei beginnenden grippalen Infekten mit Kopfschmerzen, bei Migräneanfällen, bei chronischem Asthmaleiden, bei Einschlafstörungen und bei Depressionen ableitend, schmerzlindernd, durchwärmend und wohltuend wirken.
- Ähnlich, aber milder und damit angenehmer und verträglicher, die innere Durchwärmung, Durchatmung und Aktivierung anregend und regulierend, wirkt auch der *Ingwer-Wickel* (als Rücken-Wickel).

- Ein *Hypericum-Öl-Wickel* auf das Sonnengeflecht aufgelegt wirkt gut gegen Nervosität, vegetative Dysfunktionen und Schlafstörungen.
- Ein *Lavendel-Fußbad* oder auch Vollbad wirkt beruhigend und einschlaffördernd.

Diese Angaben stellen nur einen Ausschnitt der vielfältigen Indikationsmöglichkeiten äußerer Anwendungen dar. Zu weiteren Indikationen und insbesondere zur Art der Anwendung sollten jedoch immer Arzt und Pflegende beziehungsweise darin weitergebildete Physiotherapeuten befragt werden. (Vgl. Anm. 14)

Als eine besondere Form anthroposophisch weiterentwickelter äußerer Anwendungen, die ausschließlich ausgebildeten Masseuren vorbehalten ist, sind die »Rhythmischen Massagen nach Ita Wegman« sowie rhythmische Organeinreibungen und rhythmische Bewegungsbäder zu nenen.

Das therapeutische Grundanliegen der rhythmischen Massage ist es, das rhythmische System – also in erster Linie Atmung und Kreislauf, aber auch Muskeltonus und alle rhythmischen Organfunktionen wie zum Beispiel die rhythmisch-peristaltischen Bewegungen innerhalb des Verdauungssystems, in anregendem oder beruhigendem Sinne zu regulieren.

Durch die Affinität der rhythmischen Massagen zu den rhythmischen Bewegungs- und Funktionsabläufen innerhalb des menschlichen Organismus wirken sie nicht nur auf den Bewegungsapparat, sondern darüber hinaus auch auf alle inneren Organe sowie in differenzierter Weise auf psychosomatische Beschwerden.

Die Indikationen für rhythmische Massagen sind neben

den klassischen Erkrankungen des Bewegungsapparates viele Erkrankungen der inneren Organe, insbesondere aus dem Verdauungsbereich aber auch Leber-, Nieren- und Milzerkrankungen; weiterhin Erkrankungen aus dem gynäkologischen Bereich, Probleme aus dem Bereich der Lymphbahnen – Lymphstauungen zum Beispiel – oder die in Zusammenhang mit Krebserkrankungen entstehende Folgeprobleme nach Operationen oder Bestrahlungen; des weiteren Erkrankungen des rhythmischen Systems: Herzrhythmusstörungen, Angina pectoris, Asthma bronchiale sowie verschiedene Gefäßerkrankungen und Erkrankungen der Atemwege; Stauungen und Stagnationen, Verspannungen und Verhärtungen können gelöst, Schmerzen gelindert oder beseitigt und Atmung oder Durchblutung ebenso wie die Verdauungstätigkeit des Darmes angeregt und reguliert werden. Erkrankungen des Nervensystems: Parkinsonsche Erkrankung, Multiple Sklerose, chronische Neuritiden sowie Lähmungen verschiedener Arten. Auch bei psychiatrischen Erkrankungen kann die ordnende, regulierende und wohltuende Wirkung durch rhythmische Massagen für die leiblich-seelische Gesamtbefindlichkeit eine große Hilfe sein.

Als eine Spezialität können die rhythmischen »Organeinreibungen« insbesondere von Herz-, Leber-, Nieren- und Milz angesehen werden, die eine angenehme, von der Organregion ausgehende, wohltuende somato-psychische Wirkung haben.

Rhythmische Bewegungsbäder – als Reibe- oder Bürstenbad, als ansteigendes oder absteigendes Wellenbad, als Lemniskatenbad, jeweils mit verschiedenen medizinischen Badezusätzen, nach ärztlicher Indikation – stellen ebenfalls eine wertvolle Ergänzung in der Anwendung medizinischer Bäder dar. Das Reibe- und Bürstenbad wirkt in erster Linie anregend und aktivierend; das ansteigende Wellenbad fördert Einatmung, Wachheit und Aktivität; das absteigende betont die Ausatmung (zum Beispiel bei Asthma bronchiale) oder sorgt für Beruhigung und Entspannung (bei Bluthochdruck oder erregten, agitierten Patienten); das Lemniskatenbad hat eine besonders breite Indikationsmöglichkeit, wird aber hauptsächlich bei Gelenkerkrankungen und allen Erkrankungen des rheumatischen Formenkreises angewandt.

Eine besondere Form anthroposophischer Balneotherapie sind die Öldispersionsbäder mit dem Zusatz bestimmter ätherischer Öle, die jeweils nach ärztlicher Indikation angewandt werden und insbesondere im psychosomatischen Bereich sowie in der Psychiatrie eine wertvolle therapeutische Unterstützung leisten.

Die Applikation eines Medikamentes in Form einer aktiv an den Patienten herangebrachten äußeren Anwendung – wobei das Medikament durch Unterstützung von Wärme oder Kälte, Wasser, Einreibung oder Bewegung über die Haut und deren Sinnes- und Resorptionsfähigkeiten dem Menschen nahegebracht, ja, vielleicht sogar »unter die Haut« gebracht wird – ist ein therapeutischer Bereich, der innerhalb der anthroposophischen Medizin mit Recht besonders gepflegt und entwickelt wird. Kann diese Art der therapeutischen Anwendung doch ein angenehmes Gegengewicht zu den apparativen diagnostischen und therapeutischen Maßnahmen der Schulmedizin bilden, wie auch einen Ausgleich zur hochdosierten Medikamenten-Applikation in der Akutmedizin bieten. Somit können äußere Anwendungen bei körperlichen wie auch bei psychischen Erkrankungen in akuten, vor allem aber in chronischen Krankheitszuständen eine wertvolle therapeutische Hilfe sein.

Arzneimittel aus der Natur

Natur- und Menschenerkenntnis als Grundlage

Die anthroposophischen Medikamente werden im Einklang von Natur und Mensch nach besonderen pharmazeutischen Verfahren hergestellt.

Mensch und Natur haben eine gemeinsame Geschichte und eine gemeinsame Evolution, durch die sie wesensverwandt sind. Der Mensch trägt Elemente der unbelebten mineralischen Natur in Form anorganischer Substanzen in sich, die überall verteilt im Organismus vorkommen, besonders in den Knochen des Skelettsystems. Dieses bietet durch seine physische Härte und Festigkeit unserer aufrechten Gestalt Halt und Stütze.

Kommt es an anderer Stelle des Organismus zur Ablagerung anorganischer Substanzen, so handelt es sich um Ablagerungs- und Verhärtungskrankheiten. Dies kann zum Beispiel in den Gelenken als Arthrose, innerhalb der Blutgefäße als Sklerose oder innerhalb von Hohlorganen als Steinbildung auftreten.

Ein für die Knochen wichtiger und notwendiger Mineralisierungs- und Verhärtungsprozeß wird also zum Krankheitsprozeß, wenn er am falschen Ort, im falschen Maß oder zur falschen Zeit – zu früh oder zu spät verknöchert – auftritt.

Aber selbst unsere Knochen und Zähne sind nicht tote mineralische Substanz. Sie sind zwar hart, und man kann an den Zähnen bohren oder an gebrochenen Knochen Schrauben einsetzen, aber sie sind belebt, auch wenn sie ab einem bestimmten Zeitpunkt nicht mehr wachsen. Die

Knochen haben einen Stoffwechsel, und sie regenerieren sich nach einer Fraktur; ein abgestorbener Zahn verfärbt sich unter Umständen und empfindet keinen Schmerz mehr, so daß er zum Fremdkörper in unserem Mund wird.

Alle mineralischen Stoffe – auch die anorganischen – sind im Sinne der Gestalt des Lebens unserem Organismus eingegliedert. Sie folgen einer höheren Ganzheit in einer nicht nur lokal begrenzten Verfügbarkeit.

Das Leben, das wir mit den Pflanzen gemeinsam haben, bedarf des wässerigen Elements, braucht fließende Stoffwechselbewegungen als Grundlage seiner Entfaltung und zur Offenbarung seiner Lebenskräfte in Wachstum, Regeneration und Fortpflanzung. Jene elementaren Lebensqualitäten finden wir bei den Pflanzen auf der Grundlage eines Ernährungs- und Gestaltbildungsprozesses, der gelöste anorganische Substanzen aus dem Mineralreich in belebte, organische Materie aufbaut und eingliedert. Gerade diese Fähigkeit der Pflanzen ist Grundlage alles höheren Lebens auf unserem Planeten.

Die grundlegenden Lebensprozesse Atmung, Ernährung, Stoffwechsel, Ausscheidung, Wachstum, Regeneration und Fortpflanzung finden wir in verwandter, weiterentwickelter Qualität auch bei Tier und Mensch; so sind wir durch die Lebensprozesse und durch unsere belebte organische Körpersubstanz mit dem Naturreich der Pflanzen verwandt.

Treten innerhalb des menschlichen Organismus, zum Beispiel nach einer Verletzung oder einem Knochenbruch, verstärkt Regenerationskräfte auf, so führen diese zur Heilung einer Wunde, zum Zusammenwachsen des Knochens oder zur Wiedergewinnung einer durch Krankheit gestörten Organfunktion. Das heißt, in der lebendigen Regenerationskraft liegen elementar wichtige Selbstheilungskräfte des Organismus.

Treten allerdings Wachstumskräfte zur falschen Zeit, das heißt nach Abschluß des normalen Wachstums, am falschen Ort und an einer bestimmten Stelle im Übermaß auf, so nennen wir dieses Vorkommen, das wir in der Natur als Wucherung bezeichnen, im menschlichen Organismus krankhaftes Wachstum. Es ist ein unkontrollierter, vom Organismus abgesonderter, aus dem Organzusammenhang und aus der Gesamtgestalt herausgefallener autonomer Wachstumsprozeß, wie er gerade bei bösartigen Geschwulsten vorkommt. Über das autonome Wachstum an einer bestimmten Stelle hinaus kann dieser Prozeß auch zur Bildung von Tochtergeschwulsten, zur Absiedelung und Metastasierung führen. Es ist, als wucherten an einer Stelle nur noch unkontrollierte, pflanzenähnliche vegetative Wachstumsprozesse ohne Form und Ziel immer weiter.

Wir verdanken somit einerseits der pflanzlich-vegetativen Fähigkeit der *Regeneration* unsere Selbstheilungskräfte und andererseits der pflanzlich-vegetativen Fähigkeit des *Wachsens*, wenn es außer Kontrolle geraten ist, eine besonders gefährliche Erkrankung: die Krebskrankheit.

Über die rein vegetative Lebendigkeit hinaus finden wir bei den Tieren die neuen Qualitäten von Wahrnehmen und Empfinden, das heißt von einem instinkt- und triebgesteuerten Verhalten, welches sich einer für die Eroberung des Lebensraumes notwendigen Bewegungsfähigkeit bedient. Es sind dies, auf einer »animalischen Ebene«, Elemente des Seelenlebens, wie wir es, wiederum weiterentwickelt, auch beim Menschen kennen. Bei ihm kommt zu dieser »seelischen Grundausstattung« noch eine wesentliche Steigerung hinzu: die Fähigkeit, dies alles reflektierend erkennen und beurteilen zu können.

Das empfindende Bewußtsein von Innenwelt (Leib) und Umwelt, das Erleben von Lust und Unlust, Schmerz und Wohlbefinden, das Ausleben gesunder, lebensnotwendiger Triebe und Bedürfnisse – also unsere seelische Vitalität und Spontaneität, äußere Beweglichkeit (Psychomotorik) wie auch innere Empfindlichkeit – verdanken wir somit der Verwandtschaft mit dem Tierreich.

Auch hier liegen Möglichkeiten und Gefahren einer krankhaften Entwicklung. Verselbständigt sich zum Beispiel das Element der Psychomotorik, so daß sie nicht mehr von unserem Wachbewußtsein kontrolliert wird, können Bewegungsstörungen, Unruhezustände, stuporöse Bewegungshemmungen oder auch psychogene Lähmungen entstehen. Verselbständigt sich der Bereich der »innerlichen Empfindlichkeit«, womit das Erleben und Empfinden innerer Stoffwechsel- oder Bewegungsvorgänge gemeint ist, so entstehen, vornehmlich im Bereich der Verdauungs-, Stoffwechsel- und Bewegungsorgane, auflösende und schmerzhafte Entzündungserkrankungen. Das »Animalisch-Seelische« bindet in solchen Fällen unser Bewußtsein zu stark an die leiblich-organischen Vorgänge. Ein besonders bemerkenswertes Phänomen bei diesen Erkrankungsbildern – im Unterschied zu den zuvor genannten (Sklerose und Geschwulst-Krankheiten) – ist die von Anfang an sofort und oft heftig einsetzende Empfindung von Schmerzen, die unter Umständen einen schlimmeren Charakter haben können, als es der Schwere des Krankheitsprozesses eigentlich entspricht. Als Beispiel sei das allgemeine Krankheitsgefühl bei einer harmlosen Grippe angeführt im

Vergleich zu einem fehlenden Krankheitsgefühl bei einer cerebralen Gefäßsklerose, solange es noch nicht zu einem Insult gekommen ist.

Was der Mensch nicht mehr seiner Verwandtschaft mit den Naturreichen verdankt, sondern sich selbst oder vielmehr seiner Verwandtschaft mit einem geistigen Reich zu verdanken hat, sind seine besonderen Qualitäten des Fragens und Reflektierens, des Denkens und Erkennens, des zielbewußten Handelns. Reflexion, Selbst- und Weltbewußtsein, schöpferische Handlungsfähigkeit und die Urteilsfähigkeit über sein Tun und Lassen zeichnen den Menschen gegenüber den ihm verwandten Naturreichen aus und verleihen ihm die einzigartige Qualität der Freiheit. Durch sie kann er über den Dingen stehen – aber auch abstürzen. In diesen spezifisch menschlichen Qualitäten liegen die Wurzeln seiner Größe; sie bilden den Boden für seine Fähigkeiten, durch die er wachsen und sich entwickeln kann. In ihnen liegen aber auch die Möglichkeiten und Gefahren zu spezifisch menschlichen Leiden. Lähmungen an Leib oder Seele, Angst und Verzweiflung, Übermut und Depression, Wahn und Suizidneigung zeigen als die Schattenseite des menschlichen Seins, zu welchem Licht auf der anderen Seite der Mensch fähig sein kann. Gerade in diesen schweren Leiden – aber nicht nur in ihnen – liegen die großen Aufforderungen und Chancen zur Entwicklung menschlicher Qualität.

In der Wesensverwandtschaft von Mensch und Natur liegt die Grundlage anthroposophischer Heilmittelerkenntnis. Sie geht davon aus, zu einem Krankheitsprozeß im Menschen den entsprechenden heilenden Vorgang in der Natur, in einer Substanz des Mineral- oder Pflanzenreiches zu finden. Unter bestimmten Gesichtspunkten können – nach strengen gesundheitlichen und ökologischen Gesichtspunkten ausgewählt – auch Organpräparate von Tieren, zum Beispiel von Ameisen, Bienen et cetera, zu Medikamenten verarbeitet werden. Stoffe der belebten wie der unbelebten Natur sind jeweils Endprodukte eines vorangegangenen Substanzbildeprozesses, den man im Mineralreich etwa in der Entstehung der Mineralien im Laufe der Erdgeschichte nachverfolgen oder den man bei den Pflanzen im Verfolgen ihrer Wachstums- und Lebensbedingungen wie auch an ihrer Gestaltbildung erkennen kann.

In der anthroposophischen Arzneimittelfindung spielt die Untersuchung und Erkenntnis der *substanz- und gestaltbildenden Prozesse* einer Pflanze die primäre Rolle für das Verständnis ihrer therapeutischen Verwendbarkeit und Wirksamkeit; erst in zweiter Linie folgt die Untersuchung und Analyse der Substanzen selbst, also der Inhaltsstoffe einer Pflanze oder eines Pflanzenteils, die in der heutigen Pharmakologie ausschließlich zur Grundlage der Arzneimittelwirkung erklärt werden. Dabei kann es doch nachvollziehbar und einsichtig sein, daß auch zwischen dem Endprodukt eines Pflanzeninhaltstoffes und dem Naturprozeß, durch den die Pflanze diesen Stoff gebildet hat, eine Beziehung besteht. Es scheinen also beide Betrachtungen und Vorgehensweisen möglich zu sein: zum einen die Analyse der Pflanzeninhaltsstoffe und die Untersuchung und Beschreibung der pharmakologischen Wirksamkeit bestimmter Arzneistoffe als Thema der modernen Pharmakologie; zum anderen aber auch die Beschreibung und Untersuchung der substanzbildenden Naturprozesse, insbesondere auf ihre qualitativen und morphologischen (gestaltlichen) Eigenschaften hin, und deren Vergleich mit krankhaften Prozessen im menschlichen Organismus und deren qualitativen Merkmalen und Erscheinungsformen in Symptom und Gestaltbildung eines speziellen Krankheitsbildes.

Haben beide Wege eine Berechtigung, so müßten sich die auf den verschiedenen Wegen gefundenen Ergebnisse auch wieder übereinstimmen lassen. Dies bestätigen tatsächlich in neuerer Zeit durchgeführte Inhaltsstoffuntersuchungen einiger in der Naturheilkunde, der Homöopathie wie auch in der anthroposophischen Medizin schon lange verwendeter Heilpflanzen hinsichtlich ihrer pharmakologischen Wirksamkeit; beispielsweise die Untersuchung der Mistelinhaltsstoffe und ihre Wirksamkeit gegen Krebsgeschwulste, die Untersuchung des Hypericums aus dem Johanniskraut und dessen therapeutische Wirksamkeit bei Depressionen.

Während die naturwissenschaftlich-analytische Arzneimittelfindung den Zusammenhang zwischen *Substanz* und *Symptom* herstellt, beschreibt die anthroposophische Heilmittelerkenntnis den Zusammenhang zwischen *Krankheitsprozeß* und *Naturprozeß*. »Die anthroposophische Pharmazie dient einer rationalen Therapie, die auf dem genannten Zusammenhang des Menschen mit den Naturreichen beruht. Dabei baut sie auf Rudolf Steiners Forschungsergebnissen auf diesem Felde auf.«[16]

Zur Arzneimittelfindung in der anthroposophischen Medizin

Materiell gesehen ist die Substanzablagerung und nachfolgende Verhärtung an einer ungewollten Stelle des Organismus – wie es zum Beispiel im Rahmen einer Gefäßsklerose (Arteriosklerose) geschieht – ein Zeichen dafür, daß an dem Ablagerungsort zu viel von dem abgelagerten Stoff vorhanden ist. Naheliegendes Ziel kann es dann sein, den überzähligen und unerwünschten Stoff wegzuschaffen, beispielsweise mittels medikamentöser Ausscheidung oder operativer Entsorgung. Mindestens muß dafür gesorgt werden, daß nicht noch mehr von diesem Stoff hergeschafft wird. Zum Beispiel lautet im Fall der Gefäßsklerose die allgemeine therapeutische Empfehlung zur Begrenzung von Cholesterin – das sich an den Gefäßwänden ablagert und diese, zusammen mit anderen Substanzen, verhärtet und verengt, so daß der Blutdurchfluß behindert und damit die Blutversorgung des nachfolgenden Organs vermindert ist , die Cholesterin-Zufuhr in der Nahrung zu verringern.

Für ein prozessuales Krankheitsverständnis liegt der Ablagerung aber primär nicht ein »Zuviel« zugrunde (zuviel Substanz ist dabei lediglich die Folge), sondern im Gegenteil sogar ein »Zuwenig« an Abbau und Ausscheidung des betreffenden Stoffes, wodurch es erst zu Ablagerung und Verhärtung kommen kann. Eine dementsprechende therapeutische Maßnahme wäre es dann, den Abbau, die Verstoffwechslung und Ausscheidung des Cholesterins und den damit zusammenhängenden Substanzen anzuregen und zu fördern. Dieses Geschehen kann durch eine besondere pharmazeutische Komposition, die auf Angaben Rudolf Steiners zurückgeht, aktiviert werden: eine spezielle Honig-Blei-Verbindung in mittleren oder hohen Potenzen (Plumbum mellitum D 12, »Skleron«, D 20, D 30), die nach einem besonderen pharmazeutischen Verfahren hergestellt wird.[17]

Selbstverständlich kann die Wirkung von hochpotenziertem Plumbum mellitum durch zusätzliche Gabe von Arnika und Betula – beispielsweise Arnika/Betula comp. – durch Belladonna und Formica ergänzt werden. Auch diese Heilpflanzen-Medikamente wirken so, daß spezifische Prozeßqualitäten des sklerosierenden Krankheitsgeschehens wie etwa Verhärtung, Erstarrung, nachlassende Konzentration und Merkfähigkeit, Vergeßlichkeit, Desorientierung, Stimmungslabilität oder Bluthochdruck positiv, das heißt ausgleichend und regulierend im Sinne einer Besserung beeinflußt werden können; zum Beispiel Blutdrucksenkung, geistige Belebung und Steigerung der Konzentrationsfähigkeit, ordnende Formkräfte in seelisch-geistigen Fähigkeiten.

Die zweite bereits angedeutete Erkrankungsmöglichkeit war die Entgleisung und Verselbständigung auf der vegetativen Ebene durch pflanzenähnliches Wachstum bis hin zur Wucherung: die Krebserkrankung. »Die Krebsgeschwulst zeigt keine einheitliche Gestaltung. Ihr Verhalten ist ganz auf die eigene Vermehrung und das Wachstum ausgerichtet. Ohne Rücksicht auf bestehende Organgrenzen wächst die Krebsgeschwulst in das sie umgebende Gewebe hinein und zerstört dieses. Durch Absiedeln von einzelnen Zellen in Lymphbahnen oder Blut gelingt es der Krebsgeschwulst, an andere Orte des Organismus Tochterabsiedelungen, sogenannte Metastasen, zu setzen, die nun ihrerseits wiederum sich vermehren und wachsen. Die einheitliche Ordnung, die Gestaltung des Organismus wird zerstört, und es treten Ungestalten auf.«[18]

Die Krebsgeschwulst ist ein autonomes, desorganisiertes, zerstörerisches Wachstum, eine aus dem Gestalt- und Funktionszusammenhang des Organismus-Ganzen herausgefallene Wucherung. »Während des Lebens findet eine ständige Erneuerung des Organismus statt. Zellen teilen sich, reifen heran, differenzieren sich und sterben nach einer gewissen Lebenszeit wieder ab. Jeden Tag werden so bei einem erwachsenen Menschen ca. 350 Milliarden Zellen neu gebildet, und stets bleibt die einheitliche Gestalt, Ordnung und Funktion erhalten. Dieses geheimnisvolle Gleichgewicht des Entstehens, Reifens und Vergehens wird nun bei der Krebserkrankung aufgehoben. Die Hervorbringung neuer Krebszellen geschieht in beschleunigtem Maße. Eine Reifung findet kaum mehr statt, und das Absterben der Krebszelle geschieht nur, wenn ihr die Ernährungsgrundlage entzogen wird. Dabei ist es der Krebsgeschwulst auch selbst möglich, mit für eine ausreichende Ernährung für sich zu sorgen, indem ihre Zellen einen Stoff produzieren, der nahegelegene Blutgefäße veranlaßt, neue Kapillaren zu bilden, die dann zu der Geschwulst hinwachsen und in sie eindringen und nun mit Nahrung versorgen. So erreicht die Krebsgeschwulst im Prinzip ein uneingeschränktes Wachstum mit anhaltender Lebensfähigkeit. Innerhalb des Organismus entsteht an einem Ort ein allmählich immer größer werdender autonomer Bezirk. Dieser ging ursprünglich aus dem einheitlichen Organismus hervor, löste sich aber aus dessen einheitlicher Ordnung und lebt nur noch nach der eigenen Gesetzmäßigkeit des Hervorbringens und Wachsens, dabei den Mutterorganismus allmählich zerstörend.«[19]

»Indem ein Tumor entsteht, der mehr oder weniger schnell wächst, wird auf mikroskopischer Ebene erkennbar, wie die Zellen sich in dem Bereich des Knotens übermäßig teilen. Sie isolieren sich aus dem Gesamtzusammenhang des Organismus und vermehren sich auf Kosten des umgebenden, dem Organismus dienenden, funktionstüchtigen Gewebes. Die unreif aussehenden Zellen liegen meist chaotisch zueinander und haben sich aus dem Gestaltzusammenhang, den Ordnungsprinzipien, den Wachstumsrichtungen ihres Ursprungsorgans gelöst. Sie wachsen wuchernd nach ihren eigenen Gesetzmäßigkeiten und stehen funktionell dem Organ- und Organismuszusammenhang nicht zur Verfügung. Das Leben der Krebszellen hat für das Übergeordnete seinen Sinn verloren. Die Zellen ernähren sich auf Kosten des Organs und des Organismus und zerstören diese. Krebs verselbständigt den Teil gegenüber dem Ganzen, das heißt, das Zellprinzip dominiert gegenüber dem Organprinzip. Die Zellen sind ›irrsinnig‹ geworden, krankhafte Isolation tritt leiblich überall ins Bild.«[20]

»Bei der Betrachtung des seelischen Erlebens des an Krebs erkrankten Menschen wird deutlich, wie der Mensch zwischen sich und dem Leben eine Barriere empfindet, wie es ihm nicht möglich ist, mit seinem Seelenleben in das Leben einzutauchen, und wie er andererseits nicht in der Lage ist, aus dem Leben neue Kräfte für sich zu schöpfen. Der Austausch, das Wechselspiel zwischen dem eigenen Seelenleben und dem Leben ist gehemmt. Dieser lebhafte Austausch verleiht dem Leben gerade seine Farbigkeit. Der an Krebs erkrankte Mensch empfindet nun, wie diese Farbigkeit verblaßt und das Leben grau wird.«[21]

Die anthroposophische Medizin hat, von therapeutischen Angaben Rudolf Steiners ausgehend, die Mistel als ein pflanzliches Therapeutikum für die Krebskrankheit in die moderne Medizin eingeführt. In der Medizingeschichte war die Mistel jedoch schon immer eine bekannte Heilpflanze, freilich für verschiedene Krankheitsbilder.

Dabei wurde die Krebserkrankung allerdings nie als Indikation genannt.

Am Beispiel der Mistel als Krebsheilmittel läßt sich das Prinzip anthroposophischer Heilmittelfindung besonders gut nachvollziehen. »Um ein Heilmittel gegen die Karzinom-Bildung sein zu können, muß die Mistel einen geistigen Zusammenhang mit dieser Krankheit besitzen, das heißt, sie muß eine wesensmäßige Verwandtschaft im Sinne der Ähnlichkeit und/oder gegensinnigen Entsprechung zu den bösartigen Neubildungen aufweisen.«[22]

Wie die Krebsgeschwulst aus den Gestalt- und Funktionszusammenhängen des Organismus herausfällt und sich autonom – das heißt eigenwillig – verhält und durch diese grenzenlose Wucherung auf Kosten des Gesamtorganismus diesen schädigt und zerstört, so verhält sich in einer beeindruckenden Wesensverwandtschaft die Mistel als Pflanze in ähnlicher Weise eigenwillig, indem sie sich in vielen Qualitäten von den normalen Regeln pflanzlichen Wachstums absondert und autonom verhält.

»Bei der Mistel ist alles anders: Das Auffallendste an der Mistel ist zunächst, daß sie ein Halbschmarotzer ist, das bedeutet, sie wächst auf anderen Bäumen und entzieht diesen Wasser und Nährsalze. Dabei bildet sie jedoch ihre organischen Substanzen selbst, denn sie besitzt ein intaktes System, um mit Hilfe von Licht Photosynthese zu betreiben. Das nächste auffallende Merkmal ist, daß die Mistel immergrün ist, weshalb sie insbesondere im Winter auffällt, wenn die meisten normalen Gewächse unserer Breiten ihre Blätter verlieren. Allerdings ist auch diesen Blättern kein ewiges Leben beschieden, sie fallen im zweiten oder dritten Jahr ab, ohne jedoch vorher, wie Blätter von Laubbäumen, eine typische Herbstfärbung zu zeigen.

Während man bei den Blättern der meisten Pflanzen eine typische Ober- und Unterseite unterscheiden kann, sind bei den Mistelblättern Ober- und Unterseite gleich. Die wenigsten haben je Mistelblüten gesehen. Dies kommt daher, daß diese klein und unscheinbar sind und zudem die Mistelbüsche häufig unerreichbar auf hohen Bäumen vorkommen.

Die männlichen Blüten sind im geöffneten Zustand nur etwa vier Millimeter im Durchmesser. Sie bestehen aus vier grün-gelben Blättchen, deren Innenseite etwa 50 Pollenfächer trägt, die sich während der Blütezeit – Ende März bis Anfang April – porenförmig öffnen und die Pollen freisetzen. Die weiblichen Blüten sind mit etwa zwei Millimeter im Durchmesser noch kleiner.

Macht man sich die Mühe und sammelt eine größere Anzahl Blüten, so kann man feststellen, daß sie einen angenehmen Duft nach reifem Obst verströmen. Aus den weiblichen Blüten entwickeln sich nach der Befruchtung durch die Pollen die Mistelbeeren. Diese Entwicklung dauert bei der Pflanze etwa genauso lang wie die Embryonalentwicklung beim Menschen. Die Beeren werden erst im Dezember/Januar reif. Aber eigentlich dürfen wir im strengen botanischen Sinn gar nicht von Beeren, Früchten oder Samen sprechen, denn die Mistel weist auch in dieser Beziehung Besonderheiten auf: Wie entwickelt sich eine neue Mistelpflanze aus einer Beere? Die vom Schleim befreite Beere, die von Vögeln verbreitet oder einfach nur von Hand an einen Ast geklebt wurde, keimt aus. Dabei fehlt dem Mistelkeimling im Gegensatz zu anderen Pflanzen eine Wurzelanlage. Er entwickelt ein als Haustorium bezeichnetes Gebilde, das sich zum Wirtsast hin krümmt, im Kontakt mit dem Wirtsast eine flache, fest haftende

Scheibe bildet, und dann durch das Zentrum dieser Scheibe sich den Weg bahnt zum Wirtsholz. Erst dann entwickeln sich die beiden ersten Blätter. Auch dafür nimmt sich die Mistel Zeit, zehn bis zwölf Monate, manchmal auch zwei Jahre. Die Mistelpflanze wächst dann vier bis sechs Jahre unverzweigt, bevor sie sich gabelig verzweigt. Dabei nimmt sie häufig, auch anders als die meisten Pflanzen, eine kugelige Gestalt ein, das heißt sie strebt nicht einseitig dem Licht zu.«[23]

Die Wesensverwandtschaft zwischen Mistelpflanze und Krebserkrankung wird somit zu einer Heilverwandtschaft und die Mistel zu einem Krebsheilmittel insofern, als sie nicht nur anders ist als die anderen Pflanzen und aus den Lebens-, Wachstums- und Rhythmusgesetzen der Natur herausfällt, sondern auch mit dieser eigenwilligen Eigenständigkeit – obwohl sie ein Halbschmarotzer ist – weder ihre Wirtspflanze noch sich selbst schädigt. Vielmehr lebt sie ihre Eigenständigkeit fruchtbar und gesund aus.

Das ist im übertragenen Sinne im seelisch-geistigen und sozialen Leben gerade dasjenige, was der krebskranke Mensch nicht mehr kann: seine individuelle Persönlichkeit, seine Gefühle, sein Eigenes im Leben gesund und fruchtbar ausleben. An dieses Eigene in der Biographie und im seelischen Erleben wieder anschließen zu können, das individuell Eigenständige aber nicht aus dem Ganzen Herausfallende, sondern dem Ganzen erst Sinn und Gestalt Gebende wieder zu ergreifen – dies will und kann die Mistel als Heilpflanze dem krebskranken Menschen vermitteln.

»In der anthroposophischen Misteltherapie werden jedoch für den (therapeutischen) Effekt keine Monosubstanzen verwendet, sondern ein Pflanzengesamtextrakt; und für den (therapeutischen) Effekt werden nicht bloß Stoffwirkungen, sondern darüberhinaus auch ganz andere, nämlich immaterielle Prinzipien verantwortlich gemacht. Es besteht also zunächst eine Kluft zwischen den Auffassungen der orthodoxen Pharmakologie und derjenigen der anthroposophisch orientierten Medizin.«[24]

Wie die Erforschung des Krebsgeschehens und insbesondere zahlreiche Untersuchungen über die Wirksamkeit der Mistel inzwischen gezeigt haben, »besteht eben kein prinzipieller Widerspruch zwischen Anthroposophie und Naturwissenschaft, sondern eine gegenseitige Ergänzung, welche durch die Betrachtung derselben Gesamtwirklichkeit von zwei polaren Gesichtspunkten aus zustande kommt. Das gilt auch für die Therapie.«[25]

Ob die Misteltherapie eines krebskranken Menschen erfolgreich ist und bleibt, »mißt sich in erster Linie an dem Grad der produktiven Lebensentfaltung des Kranken. Darauf ist die anthroposophische Krebstherapie ausgerichtet. In ihrem Zentrum steht die Mistel.

Arzneimittel aus viscum album werden nun seit über 70 Jahren in der Krebstherapie stetig zunehmend angewandt. 1920 empfahl Steiner als erster speziell zubereitete Mistelextrakte zur Behandlung des Krebses. Seine auf geisteswissenschaftliche Ergebnisse gegründete therapeutische Empfehlung fand in den letzten Jahrzehnten auch naturwissenschaftliche Stützen, weil die chemische Analyse ihrer Inhaltsstoffe bestimmte Stoffgruppen ergeben hat, die im Experiment einerseits tumorzellzerstörend, das heißt cytotoxisch beziehungsweise cytostatisch wirken, andererseits aber beim Menschen nachweisbar auch immunstimmulierende Wirkung auf den Organismus haben. Inzwischen gibt es mehrere Mistelpräperate-Hersteller.«[26]

Die Mistel steht in der anthroposophischen Medizin im Zentrum der medikamentösen Krebsbehandlung. Dazu treten je nach individuellem Krankheitsgeschehen noch verschiedene andere Arzneimittel sowie äußere Anwendungen, rhythmische Massagen, Kunsttherapien, Heileurythmie, biographische Gespräche und Psychotherapie.[27]

Als dritte Beispielgruppe von Krankheiten, bei denen das gefühlsmäßige Erleben auf unsere »animalische« Wesensverwandtschaft mit dem Tierreich hinweist, hatte ich zu Beginn dieses Kapitels die Entzündungskrankheiten erwähnt. Hier ist die Vielgestaltigkeit je nach Art und Ort der Erkrankung so groß, daß auch das medikamentöse therapeutische Angebot entsprechend vielfältig ist. Daher können nur einige Anwendungen angesprochen werden.

So möchte ich beispielhaft auf das Apis (Bienen, Bienengift) als eine Arzneisubstanz aus dem Tierreich hinweisen, das besonders gerne bei Entzündungen, insbesondere bei lokal begrenzten Entzündungen angewendet wird. Die leicht brennende Empfindung, Wärme und Licht anregende Wirkung des Bienengiftes scheint auf den ersten Blick einen vorhandenen Entzündungsprozeß durch seine Ähnlichkeit geradezu noch zu verstärken. Dies ist allerdings nicht der Fall, sondern gerade in dieser Wesensverwandtschaft zwischen tierischem Naturprozeß und Krankheitsprozeß liegt durch die therapeutische Verarbeitung und die angemessene, je nach Indikation unterschiedlich hohe Potenzierung die Möglichkeit, dem erkrankten Organismus etwas von seinem schmerzhaften Entzündungskrankheitsprozeß »abzunehmen«. Er kann durch die therapeutische Anwendung mit Apis von einem lokalen Entzündungsprozeß »entlastet« werden. Die Wirksamkeit einer solchen Therapie kann sinnvollerweise noch durch Belladonna unterstützt werden, ebenso auch durch Levistikum, eventuell noch in Verbindung mit Arnika.

Auch Arnika und Kamille sind Heilpflanzen, die im Zusammenhang mit entzündlichen Erkrankungen erwähnt werden müssen. Ihre wundheilende, entzündungshemmende und schmerzlindernde – bei der Kamille insbesondere auch noch krampflösende – therapeutische Wirksamkeit ist aus der Naturheilkunde schon lange bekannt. Für das therapeutische Verständnis und die Indikationen in der anthroposophischen Medizin ist vor allem die bei beiden Heilpflanzen deutliche Beziehung zum Licht von Bedeutung, die sich in den Lebensbedingungen und Wachstumsstandorten der Pflanzen zeigt, wie auch, auf stofflich prozeßualer Ebene, ein feiner Kieselsäureprozeß, der ihre entzündungshemmende und ordnende Fähigkeit bewirkt.

Die vierte Ebene der Krankheitstendenzen, die ich zu Beginn dieses Kapitels angedeutet habe, sind in erster Linie die seelischen Leiden, die infolge der Besonderheit ihrer seelisch-geistigen Symptome nur beim Menschen auftreten können. Da in der anthroposophischen Menschenkunde und Medizin das Seelisch-Geistige nicht nur im Zusammenhang mit dem Zentralnervensystem gesehen, sondern der *ganze* menschliche Leib in differenzierter Weise als beseelt und begeistet erkannt wird, geht auch die Behandlung psychischer Erkrankungen auf leiblich-funktionelle und physisch-organische Zusammenhänge ein.

Die Berücksichtigung feiner, differenzierter, qualitativer Beziehungen zwischen Organen, Organsystemen und seelisch-geistigen Qualitäten und Eigenschaften beim Gesunden und psychopathologischer Phänomene beim Kranken machen gerade die Therapie psychiatrischer Erkrankungen in der anthroposophischen Medizin zu einem großen Gebiet der Verordnung äußerer Anwendungen, mineralischer, metallischer und pflanzlicher Arzneimittel sowie der Kunsttherapien, Heileurythmie und der Psychotherapie.

Eine wichtige Rolle spielt dabei das Antimon, Stibium oder Grauspießglanz, das in seiner Gestalt und Zusammensetzung eine starke Formtendenz zum Ausdruck bringt. Diese Qualität führt zunächst zu einer Indikation des Antimon/Stibium außerhalb der Psychiatrie, nämlich bei Krankheitsprozessen, die aufgrund verletzter innerer Blutgefäße mit Blutungen und verminderter Gerinnungsfähigkeit einhergehen, zum Beispiel Darmblutungen. Hier kann Stibium präp. in D 6, intravenös gespritzt, venöse Blutungen zum Stillstand bringen. Auch bei entzündlich auflösenden Prozessen kann es dem erkrankten Organ wieder gesundende Formkräfte geben, etwa bei Colitis ulcerosa.

Im Bereich der Psychiatrie hat das Antimon oder Stibium seine therapeutische Wirksamkeit auch in einer Anregung und Förderung seelisch-geistiger Formkräfte, zum Beispiel im Zusammenhalten von Vorstellungen und Gedankenbildungen, wie sie bei Wahnbildungen im Rahmen einer schizophrenen Psychose sowie bei formalen und inhaltlichen Denkstörungen im Rahmen eines manischen oder schizophrenen Krankheitsprozesses aufgelöst und verflüchtigt erscheinen. In Verbindung mit den starken Formkräften des Antimon steht auch eine weitere wichtige therapeutische Wirksamkeit in der Beziehung zum bewußten und unbewußten Seelenleben. Hier wirkt das Antimon ordnend und bildend. Es stärkt das Wachbewußtsein, die Erinnerung und Gedächtnisfähigkeit sowie die schöpferischen Kräfte der Seele und kann zu einer neuen Geschlossenheit der inneren Verfassung führen. Dadurch wird das Antimon zu einem bedeutenden Arzneimittel innerhalb der anthroposophischen Psychiatrie.

Ein anderes wichtiges metallisches Heilmittel bei psychiatrischen Erkrankungen ist ferner das Gold (Aurum), das entsprechend seiner edlen Qualität die Fähigkeit besitzt, zwischen den Erscheinungen extremer, polarer Zustände ausgleichend, harmonisierend und vermittelnd zu wirken. So eignet es sich einmal als ein Medikament bei funktionellen Herzrhythmusstörungen, vor allem aber bei den großen Bildern der affektiven Psychosen mit den Stimmungsschwankungen zwischen Manie und Depression. Die Indikation beim einen oder anderen affektiven Pol unterscheidet sich jedoch gravierend von derjenigen einer tiefen Potenz bei manischen und maniformen Zuständen und einer hohen Potenz bei depressiven Erkrankungen. Während Aurum in den niedrigeren Potenzen die sich verflüchtigenden Energien und Kräfte zusammenhält und konzentriert, Beschleunigung, Angst und Unruhe hemmt und beruhigt, wirken die höheren Potenzen stimmungsaufhellend, aktivierend und von Schuldgefühlen befreiend, was besonders für schwer depressive Patienten wichtig ist.

Diese wertvolle, Beständigkeit vermittelnde, ausgleichende und harmonische Wirksamkeit des Goldes darf vielleicht im übertragenen Sinne mit den Qualitäten und Bedeutungen dieses edlen Metalles in der Kulturgeschichte und in seiner Verwendung durch den Menschen gesehen werden. Schwere und Leichtigkeit bis hin zur Durchsichtigkeit ist dem Gold eigen; es ist formbar und hat Beständigkeit, ist schmiedbar und gießbar, was bekanntlich nicht für jedes Metall zutrifft – beispielsweise ist Blei nur gießbar, aber nicht schmiedbar.

Neben diesem Versuch, eine qualitativ bildhafte und erlebnisnahe Beziehung zwischen den Qualitäten des Metalles Gold und seiner therapeutischen Wirksamkeit bei affektiven Psychosen darzustellen, muß die therapeutische Erfahrung in der Anwendung von Aurum innerhalb der Homöopathie erwähnt werden, die sich mit den Erfahrungen und Indikationen der anthroposophischen Medizin weitgehend decken.

Weitere und differenzierte medikamentöse Therapien bei psychischen Erkrankungen mit mineralischen, metallischen oder pflanzlichen Arzneimitteln müssen aus der Kenntnis und Berücksichtigung des jeweils individuellen Krankheitsgeschehens und der daraus erkennbaren leiblich-seelischen Zusammenhänge gefunden werden.[28]

Zur Heilmittelherstellung

»Eine aus der Natur entnommene Heilsubstanz kann nur in seltenen Fällen ohne Anwendung eines pharmazeutischen Verfahrens im menschlichen Organismus eine Heilwirkung entfalten. Somit ist das Herstellungsverfahren Bindeglied zwischen Natursubstanz und Mensch. Es kommt dabei nicht nur auf die arzneiliche Form an, in welcher ein Stoff verabreicht wird (Tabletten, Pulver, Tropfen, Salbe etc.), sondern auf die pharmazeutische Bearbeitung, welche die Substanz so verwandelt, daß sie vom menschlichen Organismus aufgenommen und sich die gewünschte therapeutische Wirksamkeit entfalten kann. Somit besteht die Aufgabe des Pharmazeuten darin, in Fortsetzung der Naturgesetzmäßigkeit einer Substanz das gewünschte Heilprinzip in den Stoffzusammenhängen herauszuarbeiten und in eine geeignete arzneiliche Form zu übertragen. Dazu bedient er sich verschiedener pharmazeutischer Verfahren, die hinsichtlich der drei Aggregatzustände der Stoffe und der Wärme wie folgt geordnet werden können:

1. Verfestigungs- und Mineralisierungs-Prozesse (zum Beispiel Kristallisieren, Trocknen, Koagulieren, Sedimentieren, Ausfrieren und so weiter)

2. Verflüssigungs-Prozesse (z. B. Lösen, Suspendieren, Schmelzen, Kondensieren, Infundieren, Digerieren, Mazerieren usw.)

3. Verluftungs-Prozesse (z. B. Destillieren, Verdampfen, Fermentieren, Sublimieren usw.)

4. Verbrennungsprozesse (z. B. Verkohlen, Veraschen usw.)

Durch die gezielte Anwendung dieser elementar verschiedenen pharmazeutischen Verfahren können die natürlichen Ausgangssubstanzen so zu Heilmitteln verarbeitet werden, daß besondere Affinitäten zur Wirkungsweise der einzelnen menschlichen Wesensglieder entstehen. [Mit Wesensglieder sind die menschlichen

Seinsebenen gemeint, wie sie zur anthroposophischen Menschenkunde gehören und in Tabelle 1, Seite 27f, mit Leib/Leben/Seele/Geist tabellarisch zusammengefaßt sind. Die anthroposophischen Fachtermini hierfür lauten: physischer Leib; Ätherleib; Astralleib; Ich; Ich-Organisation.] Denn aus der geistes-wissenschaftlichen Forschung ergibt sich, daß ein besonderer Zusammenhang besteht zwischen:

- den Verfestigungsprozessen und dem physischen Leib,
- den Verflüssigungsprozessen und dem Ätherleib
- den Verluftungsprozessen und dem Astralleib
- sowie den Verbrennungsprozessen bzw. Wärmeprozessen und der Ich-Organisation.

Es kann also der Pharmazeut das Arzneimittel in seiner Wirkungsrichtung auf das therapeutische Ziel hin orientieren. Dazu muß der rationale Zusammenhang entsprechend aufgesucht und die Substanz so bearbeitet werden, daß sie zum Beispiel einem Krankheitsvorgang unmittelbar entgegenwirkt, daß sie Funktionen unterstützt, um Gegenwirkungen im Organismus anzuregen, oder aber, daß sie ordnend und harmonisierend wirksam wird.

Die Sonderstellung des Potenzierens

Unter den in der anthroposophischen Medizin angewandten pharmazeutischen Verfahren nimmt das Potenzieren eine besondere Stellung ein. Diese von Samuel Hahnemann (1755 – 1843) in erster Linie auf empirischem Wege entdeckte Methode kann im Prinzip für jede Substanz, wenn diese entsprechend vorbehandelt ist, angewendet werden. Diese universelle Anwendungsmöglichkeit beruht darauf, daß das Potenzieren (von Hahnemann auch Dynamisieren genannt) in der Lage ist, die ›Geistartigen Arzneikräfte‹, die in jeder Heilsubstanz verborgen sind, zur Entfaltung zu bringen.

Die Wirksamkeit wird von Hahnemann wie folgt beschrieben: ›Homöopathische Dynamisationen sind wahre Erweckungen der in natürlichen Körpern während ihres rohen Zustandes verborgen gelegenen arzneilichen Eigenschaften, welche dann fast geistartig auf unser Leben, das ist auf unsere empfindende (sensible) und erregbare (irritable) Faser einzuwirken fähig werden.‹[29]

Hahnemann hat diese Wirksamkeitszusammenhänge durch Erfahrung gefunden. Steiner war später infolge geisteswissenschaftlicher Forschungen in der Lage, die geistige Beschaffenheit der Substanzen von verschiedenen Gesichtspunkten aus darzustellen. Das führte dazu, das Potenzieren als pharmazeutisches Herstellungsverfahren in die anthroposophisch orientierte Pharmazie einzubeziehen. Die Heilmittelfindung in der anthroposophischen Medizin unterscheidet sich jedoch wesentlich von der homöopathischen Therapierichtung. [...]

In der anthroposophischen Medizin werden Dezimalpotenzen zugrundegelegt. In der Regel ist die höchste Potenz eine D 30. Durch die verschiedenen Potenzhöhen kann dem Arzneimittel eine bestimmte Richtung in Bezug auf die Wirkebene im Menschen gegeben werden: Niedere Potenzen wirken auf das Stoffwechselgliedmaßensystem, mittlere Potenzen auf das rhythmische und hohe Potenzen auf das Sinnes-Nervensystem [...]

Die vielen möglichen pharmazeutischen Prozesse können in vielfältiger Weise kombiniert werden. Das gleiche gilt naturgemäß auch für die verwendeten Substanzen. So wie die Medizin nicht nur Wissenschaft sondern besonders in der Therapie auch Kunst ist, wird die Pharmazie dann zur Kunst, wenn wirksame Kompositionen der angewendeten Substanzen und Verfahren entwickelt und gehandhabt werden.«[30]

In der mittlerweile über siebzigjährigen Entwicklung der anthroposophischen Medizin haben sich neben Kliniken, Therapeutika und Arztpraxen (vgl. Anhang S. 117) auf dem Arzneimittelsektor in Deutschland vier anthroposophisch-medizinische Arzneimittelhersteller begründet, von denen einer international tätig ist. Die Produktpalette umfaßt mehrere hundert verschiedene Medikamente für jede Applikationsform – Ampullen für alle Arten von Injektionen, Medikamente zum Einnehmen und Präparate für differenzierte äußere Anwendungen von Augentropfen bis Zäpfchen. Sowohl in diesen Arzneimittelfirmen als auch in unabhängigen Instituten und Kliniken wird wissenschaftliche Forschung betrieben zur Verbesserung und Weiterentwicklung der anthroposophischen Medizin.

Heilmittel aus der Kultur

Die anthroposophischen Kunsttherapien und die Heileurythmie

Es besteht nicht nur eine Verwandtschaft zwischen Mensch und *Natur*, sondern auch eine zwischen Mensch und *Kultur*. Die verschiedenen Bereiche der Kultur – das sind insbesondere die Künste – sind mit dem Menschen wesensverwandt. Der Mensch ist Teil der Natur; er steht an ihrer Spitze. Und er ist Schöpfer der Kultur; er bringt die Künste seinen Fähigkeiten gemäß schaffend hervor. Die klassischen Künste, bildende und darstellende – Architektur, Skulptur (Plastik), Malerei, Musik, Dichtung und Tanz – haben jeweils eine spezifische Beziehung zu menschlichen Eigenschaften und Fähigkeiten. Durch diese Verwandtschaft von künstlerischen Prozessen mit körperlichen, seelischen und geistigen Vorgängen kann künstlerisches Tun aber auch so gehandhabt werden, daß es nicht in erster Linie auf das Resultat eines Kunstwerkes ankommt, sondern vielmehr auf die Rückwirkung des künstlerischen Prozesses und des Erlebens auf den Menschen selbst, der eine Kunsttherapie – und das heißt eine Therapie mit künstlerischen Mitteln – erhält. Das bedeutet für den Kranken, sich mit künstlerischen Mitteln an seinem Gesundungsprozeß aktiv, gestaltend und erlebend zu beteiligen.

Dies ist ein erster wichtiger Unterschied zu den bisher genannten Therapieverfahren, die mehr oder weniger eine Art von »Behandlung« darstellen, bei denen sich der Patient überwiegend in einer passiven Situation befindet, dem gegenüber die Therapeuten die aktiv Handelnden sind. In der Kunsttherapie ist der Patient dagegen selbst ein unter Anleitung des Therapeuten übend Mithandelnder, das heißt, er nimmt unter kompetenter Begleitung und Verantwortung von Kunsttherapeut und Arzt ein Stück weit sein Gesundwerden selbst in die Hand.

Die Anwendung von Kunst in der Medizin hat es in unterschiedlicher Form wohl schon immer gegeben. Beeindruckende Beispiele, insbesondere aus der antiken griechischen Medizin, die sowohl bildnerische als auch dichterische und insbesondere musikalische Elemente therapeutisch einbezogen hat, belegen dies.[31]

Die Kunsttherapien in ihrer heutigen Form und Anwendung stellen allerdings eine Neuentwicklung in der Medizin dar. Sie gehen von einem anderen Kunstverständnis aus. Nicht dem schönen, harmonischen Werk an sich wird eine heilende Wirkung zugesprochen – wie dies noch bis zum Ende des vorigen Jahrhunderts durchaus der Fall war – vielmehr stehen heute mindestens drei sich ergänzende theoretische Ansätze innerhalb der Kunsttherapie zur Verfügung. Der eine, der vor allem in der jüngeren, psychotherapeutisch orientieren Richtung bevorzugt wird, geht davon aus, daß künstlerisches Tun – und damit auch Kunsttherapie – immer kreativ und kreatives Tun an sich therapeutisch sei, indem alteingefahrene und verhärtete Gewohnheiten, verkrustete Verhaltensweisen aufgelöst, aufgebrochen und in Bewegung oder Verwandlung gebracht werden können.

Ein speziell psychoanalytischer Ansatz in der Kunsttherapie geht von der emotionalen Nähe künstlerisch-kreativen Tuns und der *Beziehung zum Unbewußten* aus und sieht vor allem in den damit erweiterten und gesteigerten Ausdrucksmöglichkeiten eines Patienten innerhalb der künstlerischen Medien eine gesundende Befreiungsmöglichkeit von rational und verbal nicht zu lösenden Problemen und Konflikten.

Die *anthroposophische Kunsttherapie* hat dem gegenüber ein ergänzendes *menschenkundliches Verständnis* als theoretische Grundlage für ihre Anwendung und Wirksamkeit. Ihre wesentlichen Grundgedanken sind:

1. So wie es eine Verwandtschaft zwischen dem Menschen und den *Natur*reichen gibt, gibt es auch eine Verwandtschaft zwischen dem Menschen und den *Kultur*reichen der verschiedenen Künste.

2. Diese anthropologische Beziehung zwischen Mensch und Künsten zeigt sich in einer Verwandtschaft zwischen den *künstlerischen* Prozessen einerseits und *menschlichen* Prozessen andererseits, und zwar sowohl mit physiologisch-körperlichen Prozessen wie auch mit psychologisch geistigen Prozessen; zum Beispiel:

   - Formen bilden, Gestaltbildung und Gedanken oder Erinnerungen bilden – plastische Kunst;
   - fließende, bewegliche, veränderbare Farb- und Formgebungen und fließende Stoffwechselprozesse oder wechselnde Stimmungsübergänge und spontane Ausdrucksmöglichkeiten im Zusammenhang mit innerem Erleben – malerische Kunst;
   - zeitliche Abläufe in unterschiedlichen Geschwindigkeiten, Rhythmen, Verhältnissen und Beziehungen zueinander, im Organismus der verschiedenen Or-

gansysteme, im Zusammenklang der verschiedenen Stimmungen und im psychosozialen Leben – musikalische Kunst;

- Gestaltungen als verdichteter Ausdruck inneren Erlebens und Finden einer eigenen Form und Haltung – dichterische, sprachliche Kunst;

- Gewordenes und Verhärtetes wieder in Bewegung und Wandlung bringen oder eingefahrene, routinierte Bewegungen aus eigener Intention wieder neu beleben und umgestalten; an Entwicklungsbewegungen anknüpfen – Bewegungskunst (Eurythmie).

3. Die Begriffe Krankheit, Heilung und Gesundheit werden nicht als statische Zustände aufgefaßt, sondern als fließend lebendiges, prozessuales Geschehen, wobei Krankheit nicht als Defekt gesehen wird, sondern als Vereinseitigung eines an sich gesunden Geschehens, das sich im falschen Maß, zur falschen Zeit oder am falschen Ort manifestiert. Dabei erscheint sie zunächst oft als unverständlich und störend. Bei einer ganzheitlich biographischen Anschauung von Krankheit kann sich allerdings zeigen, daß sie ihrem Wesen nach immer biographisch sinnvoll ist. Unter einer solchen Voraussetzung können Heilung und Gesundheit, wie oben bereits ausgeführt, nicht nur als Beschwerdefreiheit und Funktionstüchtigkeit verstanden werden, sondern sie stellen das menschliche Vermögen dar, mit verschiedenen Phasen, Ereignissen, Hindernissen und Fördernissen des Lebens sinnvoll und produktiv im Hinblick auf die eigene Persönlichkeit umgehen zu können. Behandlung, Therapie, Heilung besteht dann in der Unterstüt-

zung oder Begleitung eines krank gewordenen Menschen auf dem Weg der Gesundung zu einer persönlichen sinnvollen Lebensgestaltung durch Integration und Wandlung – ganz im Sinne der alten Weisheit: »Gesundheit ist ein Weg, der sich bildet, indem man ihn geht.«

4. Auf einseitig gewordene und damit im Gesamtzusammenhang als krank erlebte körperliche oder seelische Prozesse kann durch wiederholte Vorgänge auf leiblich-seelischer (psychosomatischer) Ebene therapeutisch eingewirkt werden. Die Prozesse im einzelnen können als anregend, regulierend, unterstützend, hemmend, steuernd, ordnend oder integrierend unterschieden werden. Je nach Krankheitsgeschehen können eine oder mehrere dieser Prozeßqualitäten durch eine kunsttherapeutische Übungsbehandlung auf biographischer, seelischer, sozialer und auf leiblicher Ebene trainiert werden. Die das Erleben wesentlich mit einbeziehende kunsttherapeutische Behandlung kann auf diese Weise zu einem Einüben neuer, kreativer und sinnvoller, das heißt gesunder Prozesse oder Verhaltensweisen führen.

5. Das Erleben des Patienten innerhalb eines solchen kunsttherapeutischen Übungsweges führt zu einer positiven und kreativen Erweiterung der Erlebnisqualitäten, des Selbstwertgefühls und der Selbstgestaltungskompetenz.

Aus diesen fünf Grundgedanken ergeben sich die folgenden *allgemeinen kunsttherapeutischen Wirkprinzipien*:

- Ressourcenaktivierung leiblicher und seelischer Kräfte, zum Beispiel Regeneration, Selbstheilungskraft, Wandlungsfähigkeit, Gestaltungskraft.
- Positive Selbsterfahrung durch künstlerisches Tun und Erleben, Selbsterleben, Selbstwertgefühl.
- Kreative Erweiterung des Erlebens und Verhaltens durch die kunsttherapeutischen Erfahrungen im Umgang mit der Erkrankung und im Alltagsleben, Verhaltensmodifikation, Möglichkeit zu einer neuen inneren Haltung.
- Aktivierung und Innovation von Ich-Stärke und Selbstgestaltungskompetenz in der Krankheitsbewältigung und in der Lebensgestaltung (Biographie).

Plastisch-therapeutisches Gestalten

In den dreidimenisonal bildenden Künsten – Plastizieren, Bildhauerei, Schnitzen und Töpfern – geht es besonders um die künstlerischen Prozesse des Formens, des Begrenzens und Abgrenzens, der Oberflächenbildung und der Gestaltentstehung im dreidimensionalen Raum, unter Umständen mit Innenraumbildung. Hier gelten Gesetze, die auch bei Gestaltbildung und Wachstum des menschlichen Leibes gültig und wirksam sind, denn auch bei ihnen geht es um Form und Grenze, Oberfläche, Wachstum, Gestaltbildung und Erhaltung.

Offensichtlich lassen sich diese zunächst physisch räumlichen Prozesse auch auf die seelisch-soziale Ebene übertragen. Auch hier kennen wir Formfragen und Abgrenzungsprobleme, Oberflächenerscheinungen, Wachstumsprozesse und Gestaltentwicklungen mit unterschiedlichen Eigendynamiken.

Und natürlich kennen wir Krankheitsprozesse auf somatischer wie psychischer Ebene, bei denen Einseitigkeiten im Sinne von Betonung oder Schwächung solch plastischer Prozesse vorliegen; zum Beispiel Überformung oder Formverlust, zuviel oder zuwenig Begrenzung oder Abgrenzung, Einseitigkeiten in der Oberflächengestaltung, Entstehen oder Vergehen einer organischen, psychischen oder sozialen Gestaltung.

Im künstlerischen wie im therapeutischen Prozeß fordert das plastische Gestalten ein vom Menschen ausgehendes Ergreifen eines Gegenstandes mit dem Ziel der

Gestaltung. Dabei entwickelt sich ein Wechselspiel zwischen dem Gestalter und dem Material, zwischen Vorstellungen, Gefühlen, den gestalterischen Bemühungen und den plastischen Ergebnissen. In einem solchen kunsttherapeutischen Prozeß – mit Ton, Holz, Stein oder anderen Materialien – erlebt der Patient einen therapeutisch intendierten Umgang mit den gestaltenden Kräften seines Leibes und seiner Seele. Er erfährt, *daß* und *wie* er mit diesen Kräften umgehen und daß er sie in seinem Sinne einsetzen und weiterentwickeln kann. Das plastisch-therapeutische Gestalten ist daher immer anzuwenden bei körperlichen oder psychischen Auflösungsprozessen, bei Gestaltverlust, Deformierungen, Grenzproblemen sowie bei Orientierungsschwächen und Ordnungsverlust.

Solche Krankheitsprozesse liegen zum Beispiel vor bei den chronisch-entzündlichen Darmerkrankungen (Colitis, Morbus Crohn), bei anderen chronischen auflösenden oder deformierenden Entzündungen, bei Carzinom-Erkrankungen, Angst- und Unruhezuständen, Panikerkrankungen, bei akuten und chronischen Psychosen, bei Verwirrtheitszuständen und bei Bulimie. Wenn es im Zusammenhang mit Krisen oder Krankheiten um Gestaltung, Abgrenzung, Standfähigkeit und innere Orientierung geht, ist daher immer das plastisch-therapeutische Gestalten indiziert. Es ergänzt auf sinnvolle Weise andere körperliche oder psychotherapeutische Verfahren.

Maltherapie

Auch die Elemente der Malerei – Flächen, Linien, Farben und Formen, Hell- und Dunkelqualitäten – entsprechen

Phänomenen, die wir in der Medizin aus der Betrachtung und körperlichen Untersuchung des Menschen wie auch aus der apparativen Untersuchung der inneren Organe kennen. Form und Farben der Oberflächen innerer und äußerer Organe, lineare Abgrenzungen oder fließende Übergänge, Hell-Dunkel-Erscheinungen an Häuten und Schleimhäuten oder andere farbliche Veränderungen, sind äußere Bilder für innere Vorgänge, für Stoffwechselprozesse, seelisches Erleben und Stimmungszustände.

Innere Bewegung kann sich an der Oberfläche durch Farb- und Formveränderung ausdrücken, und entsprechend berühren Farben, Bilder und Zeichnungen unmittelbar unser seelisches Empfinden und Erleben. Wir fühlen uns von malerischen Darstellungen seelisch angesprochen und reagieren mit Sympathie oder Antipathie, Begeisterung oder Mißfallen, mit Verständnis oder Ratlosigkeit. Unsere Seele kommt in Bewegung und überträgt ihre Bewegung in Organprozesse, in Stoffwechselbewegungen, in Sekretionsvorgänge von Drüsen und in Veränderungen rhythmischer Abläufe von Organprozessen.

In der Maltherapie wird mit Papier, Farbe und Pinsel, häufig mit Wasserfarben aber auch mit anderen Farben, etwa Kreiden, Stiften und Zeichenkohle, gearbeitet. Farben und Formen, Linien und Flächen, Bewegungen und Stauungen entstehen während eines maltherapeutischen Prozesses. Im Laufe einer solchen Übung bilden sich auch Beziehungen der Farben und Formen auf dem Papier, Verhärtungen und Auflösungen, Veränderungen und neue Qualitäten. Im Tun und seinen Ergebnissen auf dem Papier wie in den daran sich anschließenden Erlebnissen in seiner Seele erfährt der Patient, daß seine künstlerischen Prozesse etwas mit ihm und seinem körperlichen oder seelischen Krankheitsgeschehen zu tun haben. Er kommt zu Erkenntnissen und Entdeckungen über sich und seine Krankheitssituation, die nicht so ohne weiteres rational und verbal zu erfassen sind; sie sind vielmehr spontan, vital und emotional und dabei nicht weniger erhellend und treffend als eine psychologische Deutung. Je weniger intellektuell die Erfahrungen dabei sind, desto mehr sind sie auch leiblich und wirken anregend, regulierend oder hemmend bis in Organprozesse hinein. Die maltherapeutischen Übungen führen somit zu einer vertieften Auseinandersetzung des Patienten mit dem eigenen Erleben, wie es in der Krankheits- oder Krisensituation geprägt ist. Aus dieser intensivierten künstlerisch-therapeutischen – Auseinandersetzung gewinnt er neue Möglichkeiten, mit sich, seinem Leiden und seinem Leben schöpferisch umzugehen.

Maltherapie ist angezeigt bei allen Arten von Stagnation, Stillstand, Erstarrung, Hemmung, Ablagerungen und Verhärtungen, wie wir es zum Beispiel bei folgenden Krankheitsbildern erleben: Anorexie, Asthma, Depressionen, Krebserkrankungen, bei sklerotischen Erkrankungen der Gefäße und Gelenke, bei Stoffwechselerkrankungen und deren Folgen, bei chronisch-entzündlichen Erkrankungen mit Verhärtungstendenzen, bei Neurodermitis und bei Zwangskrankheiten.

Musiktherapie

Wie keine zweite Kunst spricht die Musik das seelisch-gefühlsmäßige Erleben direkt an und bezieht dabei den Körper unmittelbar mit ein. Durch Melodien und Klänge, durch Akkorde und Töne, Rhythmen und Tempi, Lautstärke oder Zartheit, durch Harmonien oder Disharmonien werden nicht nur Gehör, Bewußtsein, Erinnerung und weitere seelisch-geistige Fähigkeiten aktiviert, sondern ganz unwillkürlich auch körperliche Prozesse der Rhythmisierung und Regulierung, Beschleunigung oder Verlangsamung, Anregung oder Hemmung, der Anspannung oder Entspannung in verschiedenen Organ- und Körperbereichen veranlaßt.

Anthroposophische Musiktherapie wird meist als musikalische Einzeltherapie – selten als Gruppentherapie – angewandt. Dabei kann erlebt werden, daß jeder Mensch ein Musikinstrument zu spielen in der Lage ist, auch ohne Notenkenntnis und musikalische Vorkenntnisse. Wir können beispielsweise auf einem Schlaginstrument, einer Trommel oder einem Xylophon einen Rhythmus entstehen lassen, auf einem einfachen Saiteninstrument zupfen, mit einem Bogen streichen und auf diese Weise harmonische Klänge hörbar werden oder auf einem Blasinstrument durch einfachste Griffe eine Melodie erklingen lassen. Aus einer Fülle verschiedener Musikinstrumente findet der Musiktherapeut für jeden Patienten das zu ihm und seinem Krankheitsprozeß passende. Medizinische Erkenntnisse und therapeutische Erfahrungen liegen der Auswahl bestimmter Musikinstrumente, Melodien, Rhythmen und Klänge und ihrer Zuordnung zu bestimmten Krankheitsprozessen zugrunde. Der therapeutische Prozeß geschieht dabei durch die Musik selbst und nicht erst durch nachträgliches Verbalisieren. Die musikalischen Erlebnisse sprechen Leib und Seele an, Hören, Atmen, Herz- und Atemrhythmus, Muskeltonus, die seelische Stimmungslage und persönliche Erinnerungen.

Die Musiktherapie ist wirksam bei körperlichen und psychischen Erkrankungen, bei denen das Ordnungsgefüge des Organismusganzen, eines Organs oder einer psychischen Fähigkeit oder Qualität gestört ist. In Betracht kommen dabei insbesondere Bewußtseinsstörungen infolge hirnorganischer Erkrankungen nach Unfällen oder Operationen, bis hin zu tief komatösen Zuständen; entzündliche und degenerative wie auch posttraumatische Erkrankungen des Nervensystems, wie zum Beispiel Multiple Sklerose, Morbus Parkinson, Schädel-/Hirntraumata, weiterhin Asthma und andere Erkrankungen der Atmung, Herz-Rhythmusstörungen, Muskel- und Gelenkerkrankungen sowie Erkrankungen der inneren Organe, wenn deren Funktionsrhythmen gestört sind; des weiteren depressive Erkrankungen aller Art, manische und schizophrene Psychosen, Schlafstörungen, Phobien und Zwangskrankheiten; außerdem bei kindlichen Entwicklungsstörungen, Kommunikationsstörungen infolge Sprachbehinderung, in der Heilpädagogik und in der Sozialtherapie. Musiktherapie ist auch hilfreich bei chronischen Schmerzsyndromen und palliativ bei Krebs, bei AIDS-Patienten und in der Begleitung sterbender Menschen.

Therapeutische Sprachgestaltung

In dieser Therapieform ist die Sprache das künstlerische Heilmittel. Dabei wird der ganze Körper durch Haltung und Bewegung sowie über die Gestaltung der Sprache zu einem Ausdrucksinstrument. Denn die Sprache kommt aus dem Inneren des Menschen und bewegt sich mit der

Luft nach außen in den sozialen Raum zwischenmenschlicher Kommunikation. Sprechen ist insofern ein unsichtbares aber hörbares und erlebbares Gestalten. Es bedarf dazu einer inneren Gestaltungs- und geistigen Formkraft, damit der Mensch seine Gedanken, Gefühle, Absichten und seine Ziele aussprechen kann.

So wie in der plastischen Kunst die Gestaltungskräfte sich im physischen Stoff und im dreidimensionalen Außenraum ausdrücken und sichtbar werden, bedient sich die spirituelle Formkraft der Sprache des luftig seelisch-geistigen Innenraums und wird schließlich zu einer hör- und verstehbaren, aber nicht sichtbaren immateriellen Gestaltung. In ihr drücken sich Formkraft und Erlebnisfähigkeit, Erkenntnis und Wille aus. Im Hervorbringen und Gestalten von Sprache als einem spezifisch menschlichen Ausdruck sind daher die künstlerischen Elemente der Bewegung und Gestaltung in konzentriertester und innerster Qualität im Einsatz. Der Mensch spricht nicht nur aus, was er denkt, fühlt oder will, sondern er selbst spricht sich aus, wie er im Moment des Sprechens ist. Durch Sprache drückt er sein Wesen aus. Selbsterleben und Weltbeziehung werden durch die stimmlich-sprachliche Kommunikation hörbar. Insofern liegt in der Sprache Selbstgestaltung und Weltbezug auf einer immateriell geistigen Ebene begründet.

Hier setzt die therapeutische Sprachgestaltung an. Der Therapeut erlebt den Patienten in seinem sprachlichen Ausdruck, er hört und achtet beim Sprechen darauf, wie Artikulation, Geläufigkeit und Kraft der Sprache, Atmung und Stimme ineinandergefügt sind. In diesen Elementen drückt sich der Mensch und seine gegenwärtige Verfassung aus, begleitet und sichtbar unterstützt von

Körperhaltung, Bewegung, Mimik und Gestik. In seelischen Belastungs-, in Krankheits- und Krisensituationen wird die sprachliche und gestische Ausdrucksfähigkeit des Menschen verändert. Im Hören auf das Selbstgesprochene und im korrigierenden beziehungsweise übenden Gestalten therapeutisch ausgewählter sprachlicher Übungen lernt der Patient, sich selbst näherzukommen, Zugang zu seinen inneren Gestaltungskräften zu finden und durch eine neue sprachliche Selbstgestaltung seine Kommunikationsfähigkeit und gleichzeitig sein Selbstwerterleben zu steigern.

In der therapeutischen Sprachgestaltung, die von Sprachübungen bis zum Vortrag von Dichtungen und zum therapeutischen Theaterspielen reicht, kann somit die intentionale Gestaltungskraft, die sich im Sprechen und in Körperbewegung ausdrückt, als eine von innen nach außen sich verkörpernde Formkraft erlebt und aktiviert werden.

Indikationen für die therapeutische Sprachgestaltung sind: funktionelle und hirnorganisch bedingte Sprechstörungen – etwa Aphasien, Stottern, Lispeln; Erkrankungen der Sprachorgane und der Atemwege, funktionelle Herz-Rhythmusstörungen, Angstkrankheiten, Phobien und Zwänge, Störungen und Einschränkungen des Selbsterlebens, des Selbstwertgefühls und der Selbstverwirklichungskräfte, wie es im Rahmen von schweren körperlichen Erkrankungen vorkommt – zum Beispiel bei Krebserkrankung, AIDS oder chronischen entzündlichen und degenerativen Erkrankungen des Zentralnervensystems – aber auch bei Depressionen, Psychosen, Borderline-Persönlichkeitssstörungen, Bulimie und in biographischen Krisen.

Heileurythmie

Die bisher angeführten Kunsttherapien werden innerhalb der »Schulmedizin« in Psychiatrie und Psychosomatik ebenfalls angewendet, wenn auch unter anderen Gesichtspunkten, in einer anderen Ausführungsart und nicht nach den beschriebenen differenzierten Indikationsansätzen, sondern generell als nonverbale, kreative psychotherapeutische Verfahren. Im Gegensatz dazu ist die Heileurythmie eine spezifisch anthroposophische Therapie. Sie ist eine Bewegungskunst-Therapie, die aus der Kunsteurythmie differenziert wurde. Von Rudolf Steiner in Zusammenarbeit mit jungen Künstlerinnen ausgearbeitet und weiterentwickelt, modifizierte sich die Eurythmie bereits im ersten Jahrzehnt ihres Entstehens – zwischen 1912 und 1921 – in die folgenden drei Gebiete:

- Bühnenkunst
- pädagogisch-didaktische Eurythmie im Schulunterricht der Walddorfschulen
- Heileurythmie[32]

Die Eurythmie entstand kulturgeschichtlich gesehen in einem Zeitraum, in dem im deutschsprachigen Raum Künstler aus verschiedenen Bereichen daran arbeiteten, ein sogenanntes »Gesamtkunstwerk« zu schaffen, wie das zum Beispiel Kandinsky, Schlemmer oder Schönberg versuchten. In diesem Zeitkontext ist auch die Eurythmie als eine Bewegungskunst zu sehen, die in sich Qualitäten der klassischen Künste – Plastik, Malerei, Musik und Sprache – vereint: Indem der menschliche Körper bewegt wird, erscheint er seiner Gestalt nach als »*bewegte Plastik*«. In den

Qualitäten und Stimmungen, in denen Bewegungen ausgeführt werden, können die verschiedenen Charaktere und Eigenschaften von *Farben* erlebt werden.

In der zur *Musik* ausgeführten Toneurythmie wird durch Metamorphose der musikalischen Gesetzmäßigkeiten und Qualitäten – Töne, Intervalle, Melodien, Rhythmen, Tempi – in spezifische Bewegungsformen der menschlichen Gestalt die *Musik sichtbar.*

In ähnlicher Weise werden in der zur *Sprache* ausgeführten Lauteurythmie die unsichtbaren inneren Bewegungs- und Gestaltungsprozesse des Sprechvorgangs, der Vokale und Konsonanten in *sichtbare Bewegungsgestaltungen* des Körpers transformiert.

Dadurch bekommt die Eurythmie den Charakter einer künstlerisch-metarmorphosierten Zusammenfassung von Elementen der vier klassischen Künste in Gestalt einer farbig bewegten, sichtbaren musikalisch-sprachlichen Skulptur – ein »Gesamtkunstwerk«, das zum sichtbaren Ausdruck künstlerischer Bewegungs- und Gestaltungsformen des Menschen wird.

So wie »in der künstlerischen Eurythmie das innere Wesen eines Gedichtes oder eines Musikstückes im Raum sichtbar wird, werden in der Heileurythmie einzelne Lautgebärden modifiziert und wiederholt ausgeführt, um dadurch eine bestimmte Wirkung, je nach dem ausgewählten Laut, auf den menschlichen Organismus auszuüben. Dabei wird die Bewegungsintention nicht wie beim künstlerischen Gestalten nach außen, sondern in den heileurythmisch gestalteten Lautbewegungen auf den eigenen Organismus gerichtet.«[33]

Je nach Erkrankungsart und Lokalisation werden dabei gezielt unterschiedliche heileurythmische Bewegungsübungen ausgewählt und mit dem Patienten eingeübt. »Durch die heileurythmischen Übungen, in denen einzelne Elemente der Sprache und Musik in Bewegungen umgesetzt werden, wird der Mensch über das Empfindungsleben bis ins Leibliche aktiviert. Jede Erkrankung braucht eine bestimmte Bewegungsrichtung.«[34]

Bei der therapeutischen Modifikation von der Kunst- zur Heileurythmie werden Bewegungselemente der Lauteurythmie – Bewegungsformen zu Vokalen und Konsonanten – wie auch Bewegungsformen der Toneurythmie – zu Tönen, Intervallen, Melodien und Rhythmen – in bestimmter Weise weiterentwickelt, das heißt im Bewegungsablauf vereinfacht oder besonders betont und zu speziellen Übungen zusammengestellt. Die Bewegungsübungen werden mit Händen, Armen, Beinen und Füßen ausgeführt und unter Umständen durch Sprünge und Schritte erweitert. Allerdings können heileurythmische Übungen auch im Sitzen oder sogar im Liegen – auch mit schwerkranken Patienten – durchgeführt werden. Die Bewegungsabläufe werden dabei auf den Allgemein- und Krankheitszustand des betreffenden Menschen angepaßt.

Der Auswahl bestimmter heileurythmischer Bewegungsübungen für spezielle organische, funktionelle oder psychische Erkrankungen liegt die Erkenntnis zugrunde, daß jede Organgestalt eine zu Ende gekommene Bewegung ist, die mindestens zur Zeit der embryonalen Organbildung in Tätigkeit war, aber auch weiterhin im Organismus als organerhaltende Stoffwechsel- und Funktionsbewegung vorhanden ist. Jede Organfunktion ist dabei als eine aus der Organgestalt in Zusammenhang mit der Umgebung des Organismus sich entwickelnde Bewegung zu verstehen, die in der Zeit und in Zusammenhang mit fließenden Vorgängen, oft auch direkt in einem fließenden Medium zur Wirkung kommt. Ähnlich können auch seelische Stimmungen, Qualitäten oder Fähigkeiten als Bewegungen erlebt und in Bewegungen ausgedrückt werden.

Diesen besonderen Zusammenhang greift die Heileurythmie auf, indem sie Sprache – beispielsweise unter Bevorzugung bestimmter Vokale und Konsonanten – und Musik einbezieht. Dabei wird das Bewegungselement, das unmittelbar mit der Qualität des Lebens in Leib und Seele zusammenhängt, durch bewußt und intentional geführte Bewegungen mit organischen und psychischen Gesetzmäßigkeiten des erkrankten Menschen in Einklang gebracht.

»Einzelne Konsonanten, wie zum Beispiel T, D, B, G und K sind in ihren eurythmischen Bewegungsgebärden stark konturiert, kraftvoll in der Ausführung und dynamisch in der Bewegung. In modifizierter Form für die Therapie angewendet und der akuten Krankheitssituation angepaßt wirken sie befestigend, konsolidierend und stabilisierend auf den kranken Organismus. Ganz anders sind die Bewegungsgestaltungen von L, M und R. Schon im Aussprechen der genannten Laute wird deutlich, daß hier nicht ein Stoßen, ein abruptes Zu-Ende-Führen, sondern ein gleichmäßiges Fließen (L, M) oder ein Vibrieren der Luft, R, die wesentliche lautliche Eigenschaft ist. Ihre entsprechende Bewegung, vom Patienten häufig und wiederholt geübt, kann eine Verfestigungen lösende, Verkrampfungen befreiende, harmonisierende Wirkung ausüben. Die heileurythmischen Vokalübungen sprechen den kranken Menschen in seinem seelischen Leben unmittelbar an und führen ihn innerlich wieder zu sich.«[35]

»Die Heileurythmie wird seit 1921 als künstlerische Bewegungstherapie praktiziert, die für den anthroposophisch orientierten Arzt eine wesentliche Ergänzung der medikamentösen Therapie darstellt. Durch die von Ärzten und Heileurythmisten in Zusammenarbeit geleistete Forschung über die Zusammenhänge der Bewegung mit den Funktionen der menschlichen Organisation ist die Heileurythmie nicht nur eine praktisch bewährte, sondern auch eine rational begründbare Therapieform, die in anthroposophischen Institutionen angewendet wird.«[36]

Die Indikation für die Heileurythmie bezieht sich auf alle Fachbereiche der Medizin von der Augenheilkunde bis zur Zahn- und Kieferheilkunde, insbesondere kommen jedoch in Betracht: Erkrankungen der inneren Organe, der Bewegungsorgane, des Nervensystems sowie Entwicklungsstörungen im Kindesalter, Krebserkrankungen, psychosomatische und psychiatrische Erkrankungen.

Zusammenfassung

Die anthroposophischen Kunsttherapien und die Heileurythmie werden nach ärztlicher Verordnung von einem/einer in dieser Therapieform speziell ausgebildeten Kunsttherapeuten/in beziehungsweise Heileurythmisten/in ausgeübt. Im allgemeinen werden sie als Einzeltherapie verordnet, gelegentlich auch als Einzeltherapie in der Gruppe – zum Beispiel Maltherapie und plastisch-therapeutisches Gestalten – oder auch – allerdings seltener – als Gruppentherapie. Es handelt sich bei diesen Therapieformen einerseits um die Eigenaktivität und seelisch-körperliches Erleben ansprechende Therapien, andererseits um übende Therapieverfahren, insofern die regelmäßige (rhythmische) Wiederholung und Einübung der kunsttherapeutischen oder heileurythmischen Übungen ein wichtiges Wirkelement darstellt.

Erlebende und aktiv übende therapeutische Verfahren, wie es die Kunsttherapien und die Heileurythmie sind, können in spezifischer Weise auf Leib und Seele des Menschen therapeutisch einwirken; es sind im echten Wortsinne psycho-somatische Therapieverfahren, die sowohl bei körperlichen als auch bei psychischen und psychosomatischen Erkrankungen das leibliche Erleben und Befinden aber auch das seelisches Erleben und Verhalten durch eine unter Umständen neue, schöpferische Haltung und Erfahrung ergänzen und befruchten können.

Verstehen und Helfen für Geist und Seele

Biographische Anamnese/Psychotherapie

Nur manchmal kommen Krankheiten offensichtlich wie gerufen; in der Regel aber nicht. Meistens überkommen sie uns ungerufen, ungewollt und berühren uns unangenehm. Krankheiten tun weh, sie stören und behindern das normale Leben, zumindest auf den ersten, oberflächlichen Blick. Ein zweiter und dritter, tiefergehender Blick verrät oft noch mehr und anderes: Sinn und Bedeutung.

Hier geht es um einen tieferen Blick auf die Umstände und Zusammenhänge einer Erkrankung mit dem Leben eines Menschen, mit seinem Tun und Lassen, seinen Entwicklungen und Erfahrungen, seinen Beziehungen und Erwartungen. Auch wenn er zunächst nur seine Krankheit loswerden möchte, so kann er doch auch Fragen nach dem *Woher,* dem *Warum* und dem *Wofür* stellen.

Der Mensch hat heute mehr Fragen als früher. Wir glauben nicht mehr einfach alles – wir wollen es lieber wissen, verstehen und durchschauen. Wenn wir uns einen Schmerz erklären können, fühlen wir uns gleich erleichtert, und es tut schon etwas weniger weh. Vor allem haben wir dann weniger Angst. Verstehen und Erklären-Können nimmt uns Unsicherheit und Angst und gibt uns damit ein sichereres und bessereres Befinden und Gefühl.

Für den anthroposophischen Arzt hat Krankheit immer etwas mit der Biographie des Menschen zu tun, denn sie wird als ein lebensgeschichtlicher Entwicklungsprozeß verstanden. Und es gehört zum Selbstverständnis des anthroposophischen Arztes, daß er sich mit seinem Patienten um ein Verständnis dieses lebensgeschichtlichen Zusammenhangs bemüht. Dazu dienen ihm die biographische Anamnese und weitere ärztliche Gespräche im Rahmen der Behandlung.

Sind die Umstände für ein solches biographisches Krankheitsverständnis aufgrund der individuellen Lebensereignisse und Erfahrungen komplizierter oder liegen psychische, psychosomatische, schwer zu bewältigende akute oder chronische körperliche Erkrankungen, Beziehungskrisen oder biographische Krisen vor, so wird in der Regel eine psychotherapeutische Behandlung angezeigt sein.

Eine Psychotherapie wird häufig durch äußere Anwendungen beziehungsweise eine begleitende medikamentöse Behandlung unterstützt oder durch eine Kunsttherapie ergänzt. Sie kann bei klarer Indikation aber auch als alleiniges Therapieverfahren in Frage kommen. Dies kann auch für die oben besprochenen Kunsttherapien und die Heileurythmie zutreffen – häufiger allerdings werden diese als ergänzende Therapieverfahren innerhalb einer anthroposophischen medikamentösen und/oder psychotherapeutischen Behandlung verordnet.

Eine psychotherapeutische Behandlung wird entweder von einem darin weitergebildeten Arzt – Psychiater, Psychotherapeut, Arzt für psychotherapeutische Medizin – oder von einem psychologischen Psychotherapeuten ausgeführt. Sie ist in jedem Fall etwas anderes als eine sogenannte »Biographie-Beratung«. Eine solche ist nur bei gesunden Menschen mit biographischen Fragen oder in leichten biographischen Krisen angezeigt.

Eine anthroposophisch orientierte Psychotherapie ist indiziert zur Behandlung und zur Bewältigung bei allen psychischen Erkrankungen, insbesondere bei den entwicklungsbedingten und neurotischen; bei allen psychosomatischen Krankheitsbildern und sogenannten funktionellen körperlichen Erkrankungen, bei Krebserkrankungen sowie bei chronischen und chronisch rezidivierenden körperlichen Krankheitsbildern und bei allen Krisensituationen.

Grundlage dieses psychotherapeutischen Ansatzes – er befindet sich noch in permanenter Entwicklung – ist innerhalb des anthroposophischen Menschenbildes eine Anschauung von der Seele, die sich in ihren Qualitäten und Fähigkeiten zwischen dem Leben im Leib und einem geistigen Leben entfaltet und eine Mittelstellung zwischen Leib und Geist einnimmt. Sie entwickelt sich aus der naturgegebenen und vererbten leiblichen Grundlage. Dabei gewinnt sie an Eigenständigkeit und Freiheit gegenüber ihren leiblichen Bedingungen.

In Empfindungen, Gefühlen und Emotionen ist die Seele partnerschaftlich mit ihrem Leib verbunden. In den willenshaften Kräften, in Antrieb und Motivation bedient sie sich ihres Leibes als Instrument, und in ihrer erkennenden Qualität des Wachbewußtseins, im Denken und Urteilen, kann die Seele ansatzweise leibfrei werden, indem sie sich geistig betätigt. Der Mensch kann sich seine seelischen Gedankeninhalte aus seiner Mitwelt oder aus einer geistigen Welt nehmen, indem er sich weltoffen, interessiert, philosophisch, religiös, geisteswissenschaftlich oder spirituell beschäftigt.

In dieser Mittelstellung der Seele zwischen Leib und biologischem Leben einerseits und Geist und biographischer Entwicklung andererseits zeigt sich ihr eigenes Spannungsverhältnis. Aus ihrer Beziehung zu Leib und

Leben bekommt sie Antrieb und Kraft, Triebe und Instinkte. Es sind die leibgebundenen und meist unterbewußten Prozesse, die sich zum Beispiel auch in affektbetontem Verhalten äußern können. Die organischen Grundlagen dafür liegen überwiegend im Stoffwechselsystem, den Sexual- und in den Bewegungsorganen.

Aus ihrer Beziehung zum Geist entwickelt die Seele Erkenntnis- und Urteilsvermögen, Selbst- und Weltbewußtsein. Kreativität und Spiritualität verhelfen ihr zu Selbstbestimmung und Zielorientierung. Die organische Grundlage für diese geistigen Fähigkeiten sind in erster Linie das Sinnes- und Zentralnervensystem.

Aus ihrer eigenen Wesensqualität entwickelt die Seele ein Bewußtsein für Wahrnehmungen und Empfindungen, für Denken, Fühlen und Wollen. Das Bewußtsein kann wach bis träumend sein, und es kann schnellen Wechseln unterliegen, wie das Seelenleben an sich starken Ambivalenzen und Schwankungen zwischen polaren Möglichkeiten ausgesetzt ist. Eine Fähigkeit, die die Seele, aus der ungeheuren Spannweite zwischen Körper und Geist aus sich selbst hervorbringt, ist die Phantasie und die Möglichkeit zu träumen.

Organische Grundlage des Empfindungsmäßigen, Fühlenden und ambivalent Beweglichen ist in erster Linie das rhythmische System mit Atmung, Herz, Kreislauf und das Drüsensystem.

Die anthroposophische Psychiatrie und Psychotherapie versteht die Entstehung von körperlichen und seelischen Krankheiten aus der wechselseitigen Beziehung zwischen Leib und Seele. Der Geist selbst kann nicht erkranken. Er kann in seinen Erscheinungsformen und in der Art, wie der Mensch durch sein Leben an ihm teilhat und Geistiges hervorbringt, in Verirrungen und Verzerrungen erscheinen. In seinem Wesen aber ist der Geist des Menschen nicht krank.

In einer Besinnung auf die individuell mögliche Beziehung eines Menschen am Geistigen, das sich in seiner Biographie als der Zeitgestalt seines Lebens und seines Wesens verwirklicht, liegt daher eine therapeutische Möglichkeit für den Menschen, der bewußt an seiner Krankheitsbewältigung mitgestalten möchte. Und so liegt der zweite Ansatz einer anthroposophischen Psychotherapie in der methodischen Einbeziehung der Biographie als eines sich in Phasen und durch Krisen vollziehenden Entwicklungsweges.

Der biographische Entwicklungsgedanke in leiblicher, seelischer und geistiger Hinsicht in bezug auf das individuelle Leben wie auch auf das psychosoziale Beziehungsleben eines Menschen ist somit eine wesentliche Grundlage der anthroposophischen Psychotherapie. Ihr Vorgehen ist an der Persönlichkeit des Patienten orientiert. Eine von Akzeptanz, Empathie und verständnisvollem Mitgehen getragene therapeutische Beziehung ist eine weitere unabdingbare Voraussetzung.

Anspruch oder Ziel einer solchen Behandlung wird Symptombeseitigung oder Verhaltensänderung ebensowenig sein wie die Interpretation oder Deutung von Ursache, Entstehung oder Symptomen der Krankheit. Sie orientiert sich am hilfesuchenden Menschen, an seinen Möglichkeiten und Bedürfnissen und an seiner Biographie. Entsprechend ist ihr therapeutischer Weg und ihr methodisches Vorgehen wenig festgelegt. Ihre Behandlungsziele im Falle einer Krankheit oder einer Krise können am ehesten mit dem Bild einer Wegbegleitung charakterisiert werden, wobei der Begleiter – der Therapeut – kein Führer ist, wohl aber die typischen Hindernisse und Gefahren auf dem Weg kennt und darauf aufmerksam machen wird. Das therapeutische Ziel ist es, einen für den Patienten angemessenen und gangbaren Weg zur Bewältigung oder zum Umgang mit seiner Krankheit oder seiner Krise zu finden. Auf diesem Weg liegen Erfahrungen und können Einsichten und Erkenntnisse wachsen, die zu einer neuen inneren Haltung bei ihm führen, die oft wesentlicher ist als die Änderung des äußeren Verhaltens.

Anthroposophische Psychotherapie möchte einer solchen Entwicklung der starken, verständnisvollen und produktiven inneren Haltung des Patienten dienen. Auf diese Weise dient sie einem Verstehen und Helfen für Seele und Geist.

Biographie und Krankheit

Die Biographie eines Menschen schließt Phasen des Gesundseins und des Krankseins ein. Sie ist mehr als Krankengeschichte, sie ist die Lebensgeschichte als ganzes und vollzieht sich als ein Entwicklungsweg, der mit der leiblichen Entwicklung beginnt, in die seelische übergeht und schließlich in die geistige einmündet. In allen Phasen des Lebens gehören Krisen und Krankheiten dazu. Sie sind untrennbarer und unverzichtbarer Bestandteil unseres Lebenslaufes. Aber sind sie das unnötigerweise, als Störungen und Defekte eines ohne sie besser funktionierenden Ablaufes? Oder ist es denkbar, daß Krisen und Krankheiten Sinn und Bedeutung haben für die Biographie des Menschen?

Mit der Biographie hat es eine besondere Bewandtnis. Einerseits ist unser Lebenslauf das Individuellste und Eigenste, das wir haben. Denn es ist unsere eigene Lebensgeschichte, mit der wir uns und mit der uns andere identifizieren, die kein anderer sonst in dieser Weise hat. Auf der anderen Seite gibt es aber auch Gesetzmäßigkeiten im Lebenslauf, in die jeder Mensch eingebettet ist, denen er folgt, ob er es will beziehungsweise weiß oder nicht. Diese wirken als etwas Überpersönliches in den persönlichen Lebenslauf hinein.

Wie sich die biographischen Gesetzmäßigkeiten, die biologischer, psychologischer und geistiger Natur sind, in einem individuellen Lebenslauf verwirklichen, das liegt in Anlage und Vererbung, Umwelt und Erziehung, Lebensereignissen, Begegnungen und Erfahrungen begründet; es ist Teil des Schicksals, das wir oft als »gegeben« erleben.

Der andere, viel schwerer zu erfassende Teil des Schicksals liegt in der Fähigkeit und Bereitschaft, mit den Gegebenheiten umzugehen; es ist der Aspekt, wie es einem Menschen gelingt, sich nicht ganz vom Leben prägen zu lassen, sondern sein Leben selbst zu prägen. Es ist die Frage, ob wir von einem Menschen sagen: »Was das Leben aus ihm gemacht hat« – oder ob wir sagen können: »Was hat er aus seinem Leben gemacht!« Wurden die prägenden Ereignisse im Leben hingenommen, bekämpft oder integriert? Ist der Mensch an Schicksalsschlägen gereift oder gescheitert? Wurde er vom Leiden überwältigt oder konnte er daran wachsen? Das sind die individuellen und entscheidenden Schicksalsfragen, die mit der Biographie prägend zusammenhängen.

»Wer über das Wesen der Biographie nachdenkt, der wird gewahr, daß für den einzelnen Menschen die Biographie dieselbe grundwesentliche Bedeutung hat, wie für das Tier die Beschreibung seiner Art.«[37] Das heißt, Biographie ist Beschreibung des Wesens eines Menschen; seiner Entwicklung zwischen Empfängnis und Tod.

In jedem Menschenleben gibt es zu jeder Zeit äußere Ereignisse und innere Erlebnisse; dabei denken wir gemeinhin, daß es die äußeren Ereignisse sind, die unser Leben bestimmen und vielleicht sogar unseren Charakter prägen. Es ist aber, wie sich aus der Biographie-Forschung ergibt, gerade andersherum. Es sind die inneren, die seelischen Erlebnisse, die geistigen Fragen, Themen und Motive eines Menschenlebens an denen sich der Mensch entwickelt und reift.

Ein Menschenleben verläuft nicht kontinuierlich gleichförmig, sondern in Phasen. Jede dieser Entwicklungsphasen steht unter einem Thema oder Motiv, das zunächst eingeführt, dann ausgestaltet, zu einem Höhepunkt hingeführt und schließlich abgeschlossen wird, worauf sich dann die nächste Phase mit ihrem neuen Thema ankündigen kann. Ganz gleich, ob diese Lebensphasen still oder stürmisch vonstatten gehen, ob sie psychische Krisen oder körperliche Krankheiten heraufbeschwören oder berufliche oder private Veränderungen bringen – immer ist es ein und derselbe Mensch, der sich darin auslebt, durch sie entwickelt und der dabei die Verantwortung für sich trägt.[38]

Wenn ein biographisches Entwicklungsthema abgeschlossen ist und ein neues beginnen soll, vollzieht sich eine innere, seelisch-geistige Geburt, die jeweils einen biographischen Reifungsschritt darstellt, wobei solchen Geburten ähnlich wie bei der physischen Geburt – seelische Wehen vorausgehen, die mit heftige Krisen einhergehen können.

Gerade diese Phasenwechsel sind die kritischen Momente im Lebenslauf, in denen besonders häufig seelische oder körperliche Erkrankungen auftreten.

Natürlich zeigt sich darin auch die Doppelgesichtigkeit von individueller Erscheinungsform einerseits und überpersönlichem Auftreten andererseits. Entsprechend gibt es biographische Anhaltspunkte, wann solche Krisen in Gestalt von Krankheiten auftreten. Pubertät und Klimakterium sind zwei stark biologisch bestimmte biographische Krisenmomente. Eine typische Erscheinungsform zur Zeit der Pubertät ist, über die altersgemäßen Erscheinungen von Rebellion oder Rückzug hinausgehend, insbesondere die Erkrankung der Pubertätsmagersucht. Im Klimakterium ist es charakteristischerweise eine Form depressiver Erkrankung.

Dazwischen liegt ein Phasenwechsel im Alter zwischen achtzehn und Anfang zwanzig. Bulimie, Hebephrenie und Suchterkrankungen, aber auch Ängste, Phobien und Depressionen treten typischerweise in dieser Zeit auf oder beginnen in diesem Lebensalter.

Eine nächste markante biographische Etappe ist das dreißigste Jahr, ein Jahr der Umwertung alter Werte und der Neuorientierung im privaten oder beruflichen Leben. Beziehungskrisen, Trennungen, Unfälle und Verletzungen können als Zeichen innerer Orientierungsschwierigkeiten, häufig aber auch Depressionen oder psychosomatische Erkrankungen mit dieser biographischen Krise einhergehen.

Rund zehn Jahre später als früher beobachten wir heute die Midlife-crisis, das heißt nicht mehr zwischen dreißig und vierzig, sondern im Alter zwischen vierzig und fünfzig Jahren. Organische Erkrankungen und insbesondere Depressionen markieren diese wesentliche Sinn- und Orientierungskrise am Übergang zur zweiten Lebenshälfte.

Weitere Krisen des Alters folgen, wobei in jedem Lebensalter mit dem Schmerz und dem Leiden und der Gefahr des Scheiterns immer eine Chance verbunden ist. Vielleicht erfüllt sich sogar die »verdiente« Folge einer Krise in einem positiven Entwicklungs- und Reifungsschritt. (Vergleiche hierzu Tabelle 3 auf Seite 107.).

In den Übergängen erleben wir durch Krisen oder Krankheiten die notwendigen Begegnungen mit uns selbst.

So zeigt sich, daß Krisen und Krankheiten untrennbar und unverzichtbar zu unserer Lebensgeschichte gehören. Sie sind nicht Defekte oder Störungen, sondern Herausforderungen und Förderungen unserer Entwicklung. Sie sind Kunstgriffe unserer Biographie, um Reifung anzuregen. Sie sind Signale auf unserem Lebensweg, Orientierungshinweise und Entwicklungshelfer unserer Biographie und damit wesentliche Elemente der Steigerung unseres Lebens, nicht leicht und nicht schmerzlos, aber sinnvoll und fruchtbar.

Krankheiten sind ihrem Wesen nach biographisch. Biographie und Krankheit gehören zusammen; es ist eine Wechselbeziehung, die uns ungewollt und oft überraschend überkommt und die doch Sinn hat – oft auch Sinn gibt oder den Sinn des Lebens ändert. Es besteht eine Beziehung zwischen Biographie und Krankheit, die Früchte trägt. Auch wenn diese bitter schmecken, so enthalten sie doch immer wertvollen Samen, für die wir im Leben fruchtbaren Boden bilden können.

Zwischen den Altern

Lauf, hol dich ein
und sieh dir ins Gesicht.
Du warst es lange nicht.
Jetzt kannst dus sein.[39]

Peter Härtling

Lebensphasen psychischer Entwicklungen und Krisen

Tabelle 3

Lebensphase	psychische Entwicklung	psychische Krise
Kindheit * – 7	Nachahmung Ur-Vertrauen Vorstellungsreife Schulreife	Angst; Mißtrauen Rückzug Beziehungsstörung Begegnungsstörung Autismus
erstes Schulalter 7 – 14	Annehmen von Führung durch liebevolle Autorität Verehren	Enttäuschung Rückzug Depression
	Pubertät: Geschlechtsreife Erdenreife	Rebellion Verachtung Magersucht
Jugendalter 14 – 18	Orientierung an Vorbildern, Idolen und Idealen Urteilsreife Selbständigkeit	Zweifel Unselbständigkeit Abhängigkeit Sucht Magersucht Hebephrenie
	Vita ACTIVA	
Erlebnisalter 18 – 28/30	Ideal-Begeisterungskraft Bedürfnisse, Wünsche, Ziele Empfindungsseele	Ängste, Phobien Ziellosigkeit Depression Bulimie, Sucht Schizophrenie

Schaffensalter 28/30 – 40	Entscheidungs- und Tatkraft Tragekraft Verstandesseele	Entwicklungskrisen Beziehungskrisen Orientierungskrise Depression
Gestaltungsalter ca. 40 – 50	Führungs- und Gestaltungskraft soziale Urteilskraft Bewußtseinsseele Lebensmitte	Gestaltungskrise Orientierungskrise Sinnkrise Depression
	VITA CONTEMPLATIVA	
Reifungsalter ca. 50 – 60...	neuer Idealismus neue Empfindungsfähigkeitseelische Tüchtigkeit Verwandlung des Gefühlslebens	Fehlende Ideale »Hirngespinste« vom alten Gefühlsleben beherrscht Reifungskrisen (bei Frau und Mann sehr unterschiedlich!) Depression
Erfüllungsalter ca. 60 – 70...	gesteigerte Überzeugungskraft erweiterte Gesichtspunkte Überblick	vorzeitiges Nachlassen, Versiegen der physischen Kräfte
	»Altersweisheit«	Alterswahn
Das Alter der Vollendung und Verwandlung ca. ab 70...	innere Gelassenheit innere Gerichtetheit Vorbild durch das So-Sein und nicht durch Wissen oder Handeln	Unruhe Desorientierung Altersverwirrtheit

Anhang

Anmerkungen

1 Rudolf Steiner/Ita Wegman: Grundlegendes für eine Erweiterung der Heilkunst nach geisteswissenschaftlichen Erkenntnissen, GA 27, Dornach 1984.
2 Michael Arnold: Hoffnung für eine Neuorientierung der Medizin? In: Universitas 1-2/1988, S. 21ff.
3 Vgl. H. Kuhlmann: Produkt Gesundheit? In Universitas 4/1998.
4 Quelle: Bundesministerium für Arbeit und Soziales, zitiert nach Hans Halter (Hrsg.): Vorsicht Arzt! Krise der modernen Medizin, Hamburg 1981, S. 14.
5 Michael Arnold, a.a.O., S. 22.
6 Michael Arnold, a.a.O., S. 23.
7 Helmut Kiene: Komplementärmedizin – Schulmedizin. Der Wissenschaftsstreit am Ende des 20. Jahrhunderts, Stuttgart 1996, S. 132.
8 Vgl. Helmut Kiene, a.a.O., S. 4.
9 Hans-Georg Gadamer: Das Philosophische und die praktische Medizin; in: Helmut A. Zappe/ Hansjakob Mattern (Hrsg.): Das Philosophische und die praktische Medizin, Berlin/Heidelberg 1990, S. 36.
10 Hans-Georg Gadamer, a.a.O., S. 44.
11 W. Schwarz: An der Seele vorbei? In: Helmut A. Zappe/ Hansjakob Mattern (Hrsg.), a.a.O., S. 9. (Vgl. Anm. 9.)
12 W. Schwarz, a.a.O.
13 Johann Wolfgang Goethe: Sämtliche Werke nach Epochen seines Schaffens, Münchner Ausgabe, Band 13.1: Die Jahre 1820-1826. Urworte. Orphisch. München 1992, S. 156.
14 Rolf Heine: Pflege als Übungsweg; in: Rolf Heine/ Francis Bay (Hrsg.): Pflege als Gestaltungsaufgabe, Stuttgart 1995, S. 86f.
15 Florence Nightingale, zitiert nach Francis Bay: Menschenkundliche Grundlage einer durch Anthroposophie erweiterten Pflege; in: Rolf Heine/Francis Bay (Hrsg.), a.a.O., S. 17.
16 Jürgen Schürholz: Heilmittelfindung und Heilmittelherstellung; in: Michaela Glöckler/Jürgen Schürholz u.a. (Hrsg.): Anthroposo-

phische Medizin – Ein Weg zum Patienten. Beiträge aus der Praxis, Stuttgart 1993, S. 200.

17 Vgl. Otto Wolf: Heilmittel für typische Krankheiten, Stuttgart 1990.

18 Andreas Goyert: Das Erscheinungsbild der Krebserkrankung; in: Markus Treichler (Hrsg.): Der krebskranke Mensch, Stuttgart 1989, S. 39.

19 Andreas Goyert, a.a.O., S. 39f.

20 Jürgen Schürholz: Die radikale Veränderung der Lebenssituation durch Krebs; in: Michaela Glöckler/Jürgen Schürholz (Hrsg.): Krebsbehandlung in der anthroposophischen Medizin, Stuttgart 1996, S. 14.

21 Andreas Goyert, a.a.O., S. 50.

22 Ludger Simon: Die Mistel und ihre Heilverwandschaft mit dem Menschen; in: Markus Treichler (Hrsg.): Der krebskranke Mensch in der anthroposophischen Medizin, Stuttgart 1989, S. 143.

23 So Professor Dr. Hans Becker, Universität Saarbrücken, zitiert nach Jürgen Schürholz: Chronische Krankheiten: Krebs und Rheuma; in: Michaela Glöckler/Jürgen Schürholz u.a. (Hrsg.): Anthroposophische Medizin – Ein Weg zum Patienten. Beiträge aus der Praxis, Stuttgart 1993, S. 124.

24 Peter Heusser: Grundsätzliche Probleme der modernen Mistelforschung; in: Richard Wagner (Hrsg.): Immunologie und Krebskrankheit, Stuttgart 1993, S. 58.

25 Peter Heusser, a.a.O., S. 68.

26 Jürgen Schürholz: Chronische Krankheiten: Krebs und Rheuma, a.a.O., S. 123.

27 Vgl. hierzu Markus Treichler (Hrsg.): Der krebskranke Mensch in der anthroposophischen Medizin. Eine Hilfe zum Verständnis und Umgang mit der Krankheit, Stuttgart 1989; Michaela Glöckler/Jürgen Schürholz (Hrsg.): Krebsbehandlung in der anthroposophischen Medizin, Stuttgart 1996; sowie die entsprechenden Beiträge in: Michaela Glöckler/Jürgen Schürholz u.a. (Hrsg.): Anthroposophische Medizin – Ein Weg zum Patienten. Beiträge aus der Praxis, Stuttgart 1993.

28 Vgl. hierzu Rudolf Treichler: Grundzüge einer geisteswis-

senschaftlich orientierten Psychiatrie; in: Friedrich Husemann/Otto Wolff (Hrsg.): Das Bild des Menschen als Grundlage der Heilkunst. Band 2, Stuttgart 1978, S. 855ff.

29 Hahnemann 1839.

30 Jürgen Schürholz: Heilmittelfindung und Heilmittelherstellung, a.a.O., S. 201ff. (Vgl. Anm. 16.)

31 Vgl. hierzu und zu der Darstellung der Kunsttherapien Markus Treichler: Mensch-Kunst-Therapie, Stuttgart 1996.

32 Vgl. U. Ziegenbein: Die Heileurythmie-Ausbildung; in: Michaela Glöckler/Jürgen Schürholz u.a. (Hrsg.): Anthroposophische Medizin – Ein Weg zum Patienten. Beiträge aus der Praxis, Stuttgart 1993, S. 174ff.

33 Pirkko Ollilainen: Heileurythmie in der Behandlung krebskranker Patienten; in: Markus Treichler (Hrsg.): Der krebskranke Mensch, Stuttgart 1989, S. 118.

34 Pirkko Ollilainen: Heileurythmie im Krankenhaus; in: Michaela Glöckler/Jürgen Schürholz u.a. (Hrsg.), a.a.O., S. 101ff.

35 Pirkko Ollilainen, a.a.O., S. 101.

36 U. Ziegenbein, a.a.O., S. 174.

37 Rudolf Steiner: Theosophie. Einführung in übersinnliche Welterkenntnis und Menschenbestimmung GA 9, Dornach 1994.

38 Vgl. Romano Guardini: Die Lebensalter. Ihre ethische und pädagogische Bedeutung Mainz 1986; Markus Treichler (Hrsg.): Biographie und Krankheit. Wendepunkte im Lebenslauf, Stuttgart 1995; Rudolf Steiner: Vom Lebenslauf des Menschen, hrsg. von Eckhard Fucke, Stuttgart 1980. (=Themen aus dem Gesamtwerk 4)

39 Peter Härtling: Die Gedichte, Frankfurt/M. 1984, S. 204.

Literatur

Arnold, Michael: Hoffnung für eine Neuorientierung der Medizin? In: Universitas 1-2/1988.

Fintelmann, Volker: Intuitive Medizin. Einführung in eine anthroposophisch ergänzte Medizin, Stuttgart 1987.

–: Krebssprechstunde. Ratgeber zum Umgang mit einer Zeitkrankheit, Stuttgart 1994.

Glöckler, Michaela: Elternsprechstunde. Erziehung aus Verantwortung, Stuttgart 1994.

–: Macht in der zwischenmenschlichen Beziehung. Grundlagen einer Erziehung zur Konfliktbewältigung, Stuttgart 1997.

Glöckler, Michaela/Schürholz; Jürgen/Treichler, Markus: Anthroposophische Medizin; in: Dokumentation der besonderen Therapierichtungen und natürlichen Heilweisen in Europa, Band 1, ZDN-Dokumentation, Essen 1991.

Glöckler, Michaela/Schürholz; Jürgen (Hrsg.): Krebsbehandlung in der anthroposophischen Medizin, Stuttgart 1996.

Glöckler, Michaela/Schürholz, Jürgen/Walker, Martin (Hrsg.): Anthroposophische Medizin – Ein Weg zum Patienten. Beiträge aus der Praxis, Stuttgart 1993.

Goebel, Wolfgang/Glöckler, Michaela/: Kindersprechstunde. Ein medizinisch-pädagogischer Ratgeber, Stuttgart 1992.

Goyert Andreas/Ollilainen Pirkko/Simon Ludger/Treichler, Markus: Der krebskranke Mensch in der anthroposophischen Medizin, Stuttgart 1989.

Guardini, Romano: Die Lebensalter. Ihre ethische und pädagogische Bedeutung, Mainz 1986.

Halter, Hans (Hrsg.): Vorsicht Arzt! Krise der modernen Medizin, Hamburg 1981.

Heine Rolf/Bay Francis: Pflege als Gestaltungsaufgabe, Stuttgart 1995.

Husemann, Friedrich/Wolff, Otto (Hrsg.): Das Bild des Menschen als Grundlage der Heilkunst, 2 Bände, Stuttgart 1978 ff.

Itschner, V. (Hrsg): Potenzierte Heilmittel, Stuttgart 1971.

Kiene, Helmut: Komplementärmedizin – Schulmedizin. Der Wissenschaftsstreit am Ende des 20. Jahrhunderts, Stuttgart 1996.

Kuhlmann, H.: Produkt Gesundheit? In Universitas 4/1998.
Kusserow, M.: Äußere Anwendungen in der anthroposophisch erweiterten Medizin; in: Der Merkurstab. Beiträge zu einer Erweiterung der Heilkunst 1992.
Ollilainen, Pirkko: Heileurythmie im Krankenhaus, in: Glöckler, Michaela/Schürholz, Jürgen/Walker, Martin (Hrsg.): Anthroposophische Medizin – Ein Weg zum Patienten. Beiträge aus der Praxis, Stuttgart 1993.
Pelikan, Wilhelm: Heilpflanzenkunde. Der Mensch und die Heilpflanzen, 3 Bände, Dornach 1982-88.
Ruckgaber, Karl-Heinz: Die klinische Anwendung der Bothmer-Gymnastik, Filderstadt 1989.
Steiner Rudolf: Gesundheit und Krankheit, hrsg. von Otto Wolff, Stuttgart 1983. (= Themen aus dem Gesamtwerk 10)
–: Theosophie. Einführung übersinnlicher Welterkenntnis und Menschenbestimmung, GA 9, Dornach 1994.
–: Vom Lebenslauf des Menschen, hrsg. von Eckhard Fucke, Stuttgart 1980. (= Themen aus dem Gesamtwerk 4)
Steiner Rudolf/Wegman Ita: Grundlegendes für eine Erweiterung der Heilkunst, GA 27, Dornach 1984.
Treichler, Markus: Neue Zeiten – Neue Leiden. Zeittendenzen, Krankheitsbilder, Chancen, Stuttgart 1998.
–: Mensch – Kunst – Therapie. Anthropologische, medizinische und therapeutische Grundlagen der Kunstterapien, Stuttgart 1996.
–: Sprechstunde Psychotherapie. Krisen – Krankheiten an Leib und Seele – Wege zur Bewältigung, Stuttgart 1993.
Treichler, Markus (Hrsg.): Biographie und Krankheit. Wendepunkte im Lebenslauf, Stuttgart 1995.
Treichler, Markus (Hrsg.): Der krebskranke Mensch in der anthroposophischen Medizin. Eine Hilfe zum Verständnis und Umgang mit der Krankheit, Stuttgart 1989.
Treichler, Rudolf: Grundzüge einer geisteswissenschaftlich orientierten Psychiatrie in: Husemann Friedrich/Wolff Otto (Hrsg.): Das Bild des Menschen als Grundlage der Heilkunst, Band 2, Stuttgart 1978 Band 2, Stuttgart 1978.
Wagner, Richard (Hrsg.): Immunologie und Krebskrankheit, Stuttgart 1993.

Wolff, Otto: Heilmittel für typische Krankheiten. Zu den von Rudolf Steiner methodisch neu konzipierten Heilmitteln, Stuttgart 1990.
–: Anthroposophisch orientierte Medizin und ihre Heilmittel, Stuttgart 1990.
Wolff-Hoffmann, Gudrun: Heileurythmie; in: Husemann Friedrich/Wolff Otto (Hrsg.): Das Bild des Menschen als Grundlage der Heilkunst, 2 Bände, Stuttgart 1978.
Zappe, Helmut A., Mattern, Hansjakob (Hrsg.): Das Philosophische und die praktische Medizin, Berlin, Heidelberg 1990.
Ziegenbein U.: Die Heileurythmie-Ausbildung; in: Glöckler, Michaela/Schürholz, Jürgen/Walker, Martin (Hrsg.): Anthroposophische Medizin – Ein Weg zum Patienten. Beiträge aus der Praxis, Stuttgart 1993.

Adressenverzeichnis

Verbände und Vereine

- Gesellschaft Anthroposophischer Ärzte in Deutschland
  Roggenstr. 82
  70794 Filderstadt

  Tel.: 0711/7 79 97 11
  Fax: 0711/7 79 97 12

- Verein für Anthroposophisches Heilwesen e.V.

Johannes-Kepler-Str. 56	und	Roggenstr. 82
75378 Bad Liebenzell		70794 Filderstadt
Tel.: 07052/20 34		
Fax: 07052/41 07		Fax: 0711/7 79 97 12

- Europäischer Verbraucherverband für Naturmedizin (E.F.N.M.U.)
  Beckweg 18
  58313 Herdecke

  Tel.: 02330/62 33 29
  Fax: 02330/62 33 30

- Berufsverband für Anthroposophische Kunsttherapie e.V.
  Roggenstr. 82
  70794 Filderstadt

  Tel.: 0711/7 79 97 23
  Fax: 0711/7 79 97 12

- Berufsverband Heileurythmie e.V.
  Roggenstr. 82
  70794 Filderstadt

  Tel.: 0711/7 79 97 23
  Fax: 0711/7 79 97 12

- Berufsverband für Rhythmische Massage
  nach Dr. Ita Wegman
  Gruibinger Str. 29
  73087 Bad Boll

  Tel.: 07164/45 64
  Fax: 07164/40 34

- Verband anthroposophisch orientierter Pflegeberufe e.V.
  Johannes-Kepler-Str. 19
  75378 Bad Liebenzell

  Tel.: 07052/25 87
  Fax: 07052/25 87

- Verband der gemeinnützigen Krankenhäuser für
  anthroposophisch erweiterte Medizin e.V.
  Haberschlaihalde
  70794 Filderstadt

  Tel.: 0711/77 03-16 00
  Fax: 0711/77 45 80

Kliniken in Deutschland

- Filderklinik
  Gemeinnütziges Gemeinschaftskrankenhaus
  Im Haberschlai 7
  70794 Filderstadt

  Tel.: 0711/77 03-0
  Fax: 0711/77 03-484

- Friedrich-Husemann-Klinik
  Klinik für Psychiatrie und Neurologie
  79256 Buchenbach

  Tel.: 07661/3 92-0
  Fax: 07661/3 92-107

- Kreiskrankenhaus Germersheim
  Abteilung für anthroposophisch erweiterte Gynäkologie
  und Geburtsmedizin
  An Fronte Karl 2
  76726 Germersheim/Rhein

  Tel.: 07274/5 04-261
  Fax: 07274/5 04-113

- Gemeinschaftskrankenhaus Havelhöhe
  Klinik für anthroposophisch erweiterte Heilkunst
  Kladower Damm 221
  14089 Berlin

  Tel.: 030/3 65 01-0
  Fax: 030/3 65 01-366

- Kreiskrankenhaus Heidenheim
  Homöopathische Abteilung für Innere und Allgemeinmedizin
  Schloßhausstr. 100
  89522 Heidenheim

  Tel.: 07321/33 25 02
  Fax: 07321/33 20 48

- Gemeinnütziges Gemeinschaftskrankenhaus Herdecke
  Beckweg 4
  58313 Herdecke

  Tel.: 02330/62-1
  Fax: 02330/62-39 95

- Klinik Lahnhöhe
  Überregionales Zentrum für Ganzheitsmedizin
  Am Kurpark 1
  56112 Lahnstein

  Tel.: 02621/9 15-0
  Fax: 02621/9 15-335

- Klinik Öschelbronn
  Am Eichhof
  75223 Niefern-Öschelbronn

  Tel.: 07233/68-0
  Fax: 07233/68-110

- Paracelsus-Krankenhaus
  Burghaldenweg 60
  75378 Bad Liebenzell-Unterlengenhardt

  Tel.: 07052/9 25-0
  Fax: 07052/9 25-215

- Krankenhaus Rissen
  Sektion für anthroposophisch ergänzte Medizin
  in der Medizinischen Abteilung B
  Suurheid 20
  22557 Hamburg

  Tel.: 040/81 91-564
  Fax: 040/81 91-456

Reha-Kliniken und Sanatorien in Deutschland

- Reha-Klinik
  Sanatorium Schloß Hamborn
  33178 Borchen

  Tel.: 05251/38 86-0
  Fax: 05251/38 86-702

- Reha-Klinik
  Sanatorium Sonneneck
  Kanderner Str. 18
  79405 Badenweiler

  Tel.: 07632/7 52-0
  Fax: 07632/7 52-177

- Sanatorium Haus am Stalten
  Staltenweg 25
  79585 Steinen-Endenburg

  Tel.: 07629/91 09-0
  Fax: 07629/91 09-29

- Kurklinik für dynamische Therapie Studenhof
  Außer-Urberg 7
  79875 Dachsberg-Urberg (Südschwarzwald)

  Tel.: 07672/9 23 39-0
  Fax: 07672/9 23 39-40

Kliniken im Ausland

Schweiz

- Ita Wegman-Klinik
  Pfeffinger Weg 1
  CH-4144 Arlesheim

  Tel.: (0041) 61 705 71 11
  Fax: (0041) 61 701 90 72

- Lukas-Klinik
  Brachmattstr. 19
  CH-4144 Arlesheim

  Tel.: (0041) 61 701 33 33
  Fax: (0041) 61 701 82 17

- Paracelsus-Spital Richterswil
  Bergstr. 16
  CH-8805 Richterswil

  Tel.: (0041) 01 787 21 21
  Fax: (0041) 01 787 23 51

England

- Park Attwood Clinic
  Trimbley, Bewdley
  GB-Worcs. DY12 1 RE

  Tel.: (0044) 29 98 61-444
  Fax: (0044) 29 98 61-375

Niederlande

- Bernhard Lievegoed Klinik
  Prof. Bronkhorstlaan 10
  NL-3723 MB Bilthoven

  Tel.: (0031) 30 25 55 55
  Fax: (0031) 30 28 30 96

Schweden

- Vidarklinken
  ett antroposofiskt sjukhus
  S-15300 Järna RE

  Tel.: (0046) 8 55 15 05 10
  Fax: (0046) 8 55 15 01 71

Brasilien

- Vivenda Sant' Anna
  Clinica Medica Antroposofica
  Rua Hermann Toledo 407
  Bairro Sant' Anna – Cidade Universutária
  Juiz de Fora – Minas Gerais

  Tel.: (0055) 2 11 20 32

- Clinica Tobias
  Rua Regina Badra 576
  CEP-04641 Sao Paulo

  Tel.: (0055) 2 47 37 99